思春期のこころと身体Q&A ①

思春期
── 少年・少女の不思議のこころ ──

深尾 憲二朗 著

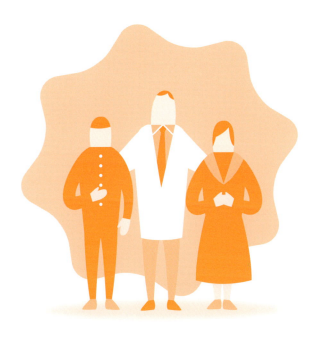

ミネルヴァ書房

思春期──少年・少女の不思議のこころ　**目次**

序章　本書の内容について ……………………………………………… 1

第1章　思春期とは何か──性という侵略者 ……………………… 9
　Q1　思春期とはどういうものですか。
　　　　"春"の意味 ……………………………………………………… 10
　Q2　性についての話は子どもの前ではしない方がよいのでしょうか。
　　　　性的な会話の是非 ……………………………………………… 14
　Q3　思春期の子どもが現実の異性に興味がなく、アニメやアイドルにばかり熱中しているのですが、大丈夫でしょうか。
　　　　疑似恋愛 ………………………………………………………… 21
　Q4　娘が普通の恋愛小説ではなく、男性同性愛を描いた小説に熱中しています。
　　　　男性同性愛作品に熱中 ………………………………………… 29
　Q5　思春期の子どもは自分の身体の変化をどう感じているのですか。
　　　　第二次性徴 ……………………………………………………… 33
　Q6　どうして、思春期の子どもは自分の匂いを気にするのですか。
　　　　自己臭妄想 ……………………………………………………… 39
　Q7　思春期の女の子は生理が辛そうですが、どのように辛いのですか。また、どうすればいいのでしょうか。
　　　　月経 ……………………………………………………………… 43
　Q8　マスターベーションは、やめさせた方がよいのですか。
　　　　マスターベーションの善悪 …………………………………… 49
　コラム　「元少年A」の異常心理 ……………………………………… 56

- **Q9** セックスは、何歳からさせてもよいのでしょうか。
  - 中高生とセックス ……………………………………………… 59
- **Q10** 思春期の子どもたちの恋愛は、必ずセックスに発展してしまうのでしょうか。
  - 恋愛の行方 …………………………………………………… 65
- **Q11** 思春期の子どもたちは、どうしてあんなに恥ずかしがりなのでしょうか。
  - 恥ずかしがり ………………………………………………… 70

第2章　思春期のこころの風景 ── 一人前の身体と半人前のこころ …… 75

- **Q1** どうして、思春期の子どもはいつもつまらなそうなのですか。
  - つまらなそう ………………………………………………… 76
- **Q2** どうして、いつもだるそうなのですか。
  - 「だるい」は生理現象 ………………………………………… 79
- **Q3** どうして、いつも不機嫌なのですか。
  - 「不機嫌」の仕組み …………………………………………… 82
- **Q4** どうして、ひねくれたことばかり言うのですか。
  - ひねくれ ……………………………………………………… 85
- **Q5** どうして、人見知りをするのですか。
  - 人見知り ……………………………………………………… 88
- **Q6** どうして、自意識過剰なのですか。
  - 自意識過剰 …………………………………………………… 92
- **Q7** どうして、生意気なことを言うのですか。
  - 生意気 ………………………………………………………… 96
- **Q8** どうして、反抗的になるのですか。
  - 第二反抗期 …………………………………………………… 100

- **Q9** どうして、親に逆らうのでしょうか。
  親への反抗 ……………………………………………… 105
- **Q10** どうして、思春期の女の子は父親を毛嫌いするのですか。
  父親嫌い ………………………………………………… 110
- **Q11** どうして、思春期の女の子はすぐに笑い転げるのでしょうか。
  箸が転んでもおかしい ………………………………… 113
- **Q12** どうして、標準語を使ってしまうのですか。
  心理的距離感と言葉 …………………………………… 117
- **Q13** どうして、同級生をいじめるのでしょうか。
  いじめ …………………………………………………… 122
- **Q14** どうして、夜更かしをしたがるのですか。
  夜更かし ………………………………………………… 127
- **Q15** どうして、家出をしようとするのですか。
  家出 ……………………………………………………… 132
- **Q16** どうして、インターネットに熱中するのですか。
  ネット依存 ……………………………………………… 135
- **Q17** どうして、恐いものを見たがるのですか。
  恐いもの見たさ ………………………………………… 140
- **Q18** 娘が殺人事件の犯人に興味を持っているようなのですが、異常ではないでしょうか。
  殺人犯への興味 ………………………………………… 143
- **Q19** 娘が子ども同士で殺し合う内容の小説を好んで読んでいるのですが、大丈夫でしょうか。
  虚構と現実の間 ………………………………………… 145

Q20 どうして、見え透いたホラを吹くのでしょうか。
　　　ホラを吹く ……………………………………………………… 149

　　　コラム　STAP細胞事件 ……………………………………… 155

第3章　思春期に起こる病気──こころと身体のせめぎ合い ……… 159

Q1 娘が時々意識を失って痙攣します。幼児期にあったてんかんが再発したのでしょうか。
　　　てんかんとヒステリー① ……………………………………… 160

Q2 てんかんとヒステリーの発作の違いについて、具体的に教えて下さい。
　　　てんかんとヒステリー② ……………………………………… 166

Q3 子宮頸がんワクチンの副作用で痙攣が出るというのは、てんかん発作とヒステリー発作のどちらなのでしょうか。
　　　ワクチンによる痙攣 …………………………………………… 174

Q4 摂食障害とはどういう病気でしょうか。
　　　摂食障害 ………………………………………………………… 180

Q5 息子が身体の汚れをやたらに気にして、母親に何度も確認させます。病気なのでしょうか。
　　　強迫性障害 ……………………………………………………… 188

Q6 どうして、すぐに身体の具合が悪くなるのでしょうか。
　　　身体化 …………………………………………………………… 194

Q7 どうして、自分の身体を傷付けるのでしょうか。
　　　自傷行為 ………………………………………………………… 198

V

- **Q8** 時々娘の表情や態度が変わり、「別の人間だ」と言います。「多重人格」でしょうか。
  - 多重人格 ……………………………………………………… 203

第4章 思春期と不思議な現象 —— 現実に対する戦い …………… 209

- **Q1** 娘が、しょっちゅう「金縛り」になると言って恐がっています。「金縛り」というのは心霊現象なのでしょうか。
  - 睡眠麻痺 ……………………………………………………… 210

- **Q2** 娘が、死んだおばあちゃんの声が聞こえると言います。死んだ人の霊と交信するということは出来るのでしょうか。
  - 霊との交信 …………………………………………………… 215

- **Q3** 透視能力というのは本当にあるのでしょうか。
  - 透視能力 ……………………………………………………… 223

- **Q4** 娘が、「前世はインドのお姫様だった」と言うのですが、「生まれ変わり」ということは本当にあるのでしょうか。
  - 前世心中 ……………………………………………………… 229

- **Q5** 娘が、「時々自分の魂が身体から抜け出して飛び回っている」と言います。そんなことが本当にあるのでしょうか。
  - 体外離脱体験 ………………………………………………… 235

  - コラム　心霊体験者・南方熊楠 …………………………… 239

- **Q6** どうして、思春期の女の子は占いが好きなのでしょうか。
  - 占いに夢中 …………………………………………………… 240

  - コラム　少女・卑弥呼 ……………………………………… 247

Q7 娘の学校で「こっくりさん」が流行っているようです。これは心霊現象なのでしょうか。
　　　　集団催眠 ··· 249

Q8 子どもが「自分には神から与えられた使命がある」と言って、親の言うことを聞かずにボランティアなどをしています。どう向き合えばいいですか。
　　　　特別な使命感 ··· 254

Q9 どうして、思春期の子どもは「終末論」が好きなのですか。
　　　　終末論 ·· 259

終章　私はなぜこのような本を書いたか ································· 263

　　　　　　　　　　　　　　　　　　主要参考文献　270

　　　　　　　　　　　　　　　　　　索　引　273

　　　　　　　　　　本文レイアウト・作画　木野厚志（AND'K）
　　　　　　　　　　企画・編集　エディシオン・アルシーヴ

序章

本書の内容について

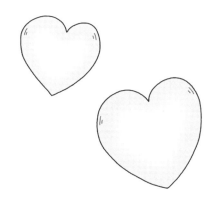

この本は、思春期のこころと身体に起こる問題を扱った一般向けの書物です。各章の各節はＱ＆Ａの形式で、独立して読めるようになっていますので、基本的にはどこから読んでいただいてもかまいません。ただし、全体は４つの章で構成されていますので、ここで各章の構成と概要について説明しておきます。

　第１章「思春期とは何か──性という侵略者」では、思春期について主に身体面・生物学的な側面から解説しています。
　「思春期には第二次性徴が現われ、性交が可能になり、性欲が出て来る」という説明の仕方は、本当は逆なのであって、生物学的な見方からすれば、「人間において、第二次性徴が現われ、性交が可能になり、性欲が出て来る時期を"思春期"と言う」というのが正しい表現です。つまり、思春期の本質は性的成熟ないし生殖活動の開始なのであって、思春期の心身に起こって来るその他のいろいろなことは、すべて性的成熟・生殖活動の開始に伴う現象だと考えられるのです。
　ただし、人間の場合、思春期以前の子どもの段階でも十分な自意識があるので、自分の身体に起こって来る変化に対して戸惑いを感じます。子どもたちは、いわば、突然"性"という侵略者に攻め込まれ、あっという間に心身を占領されてしまった状態で、これからどうやって自分の心身をコントロールしていったらよいのかがわからず、あれこれと試行錯誤している状態なのです。

　第２章「思春期のこころの風景──一人前の身体と半人前のこころ」では、思春期のこころについて、さまざまな場面における独特のこころの動きを観察して、心理学的・精神病理学的に分析しています。
　思春期のこころの動きが、性的な成熟だけでは説明出来ない最大の

理由は、人間が社会的動物であるためです。下等な生物は、成長して生殖可能になったら、生殖だけが目的になり、生殖に成功したらすぐに死にます。基本的には、自分の世代から次の世代に繋ぐことだけが生物の目的だからです。

また、人間以外の哺乳類の多くは、自分の産んだ子どもをしばらくは保護して育てますが、子どもが成長して生殖可能になったら、追い出します。生殖可能ということはもう子どもではなく、一人前ということだからです。

ところが、人間は、生殖可能になった子どもを、まだしばらくの間、親の元で保護します。これは、人間の社会が複雑になっているために、一人前の大人になるために時間がかかり、思春期に身体的に成熟して生殖可能になり、すぐに子どもを産んで独立しても、子どもを満足に育てることが出来ないからです。つまり、人間においては、性的成熟と社会的独立に時間的ずれがあるのです。

思春期に起きて来るこころの問題の多くは、この性的成熟と社会的独立の時間的ずれによって生じていると考えることが出来ます。思春期には急激な身体的・性的成熟が起こり、外見上は一人前の大人に見えるようになるのですが、こころの方は急に大人になるということは出来ず、むしろ急に成長した自分の身体や、突然現われた性的衝動や生殖機能に戸惑っているのです。

しかし、周囲の大人たちは、見かけが大人になっている子どもたちに、つい一人前の大人に対するような期待をしてしまいます。そして、その期待が裏切られると、強く叱責したくなってしまいます。それに対して、子どもの方では、そのような大人たちの期待に応えて、一人前の大人として扱ってもらいたいと希望しながら、期待に応えることが出来る自信がないので、厳しい評価を避けようとして、ごまかした

り、ひねくれたことを言ったりします。

　このように、人間の場合、身体的に一人前になっているのに精神的には半人前であるということから、思春期に特有のいろいろな心理現象が起きて来ると考えることが出来ます。これが、この章の「一人前の身体と半人前のこころ」というサブタイトルの意味なのです。

　第３章「思春期に起こる病気——こころと身体のせめぎ合い」では、思春期に起こって来る心身の病気を解説しています。思春期は、身体の成長にこころが追い付いていない時期ですから、心身のバランスに崩れが生じ、そのために起こって来るさまざまな病気があります。
　ここでは、特にヒステリーに注目して論じています。ヒステリー患者に見られる痙攣発作（ヒステリー発作）は、思春期の身体において急激に増大した性的衝動が心理的抑制との葛藤に打ち勝って外に現われている姿と捉えることが出来るからです。また、てんかんを初めとしてさまざまな身体疾患の症状を模倣するようなヒステリーの症状は、自分に都合の良いように、無理やりにでも現実を変えてしまおうとする意思の現われと見なすことが出来ます。
　次に、摂食障害は、思春期の女の子において、身体が女性として成熟してゆくことに対する抵抗として、食欲をコントロールしようとすることから起こる病気だと考えられます。
　一方、強迫性障害患者に見られるさまざまな強迫症状は、身体的な変化に飲み込まれる恐怖に対する防衛行為と見なすことが出来ます。
　さらに、こころの問題を身体症状として表現する「身体化」と、必ずしも自殺の意図なく自分の身体を傷つける「自傷」も、思春期の臨床において重要な問題として取り上げています。
　なお、やはり思春期に発症することが多い病気である統合失調症

については、この章で一つの節として取り上げることはしていませんが、第2章と第4章のいくつかの節で扱っています。また、思春期以前から存在しますが、思春期に不適応を起こしやすい発達障害についても、一つの節としては取り上げていませんが、第2章で扱っています。

　第4章「思春期と不思議な現象——現実に対する戦い」では、心霊現象、超能力、生まれ変わりといった不思議な現象（オカルト現象）について、思春期の心身との関係から解説しました。
　病気の解説をした第3章に続いて、なぜオカルト現象が出て来るのかと訝(いぶか)しむ人もいるでしょう。なにしろ精神科の病気は医学的に認められているものであるのに対して、オカルト現象は科学的に証明されていない、疑わしいものですから。
　しかし、精神科の病気とオカルト現象には、幻覚や霊的な考え方など、重なっている部分が多くあります。また、これら二つのどこに境界を引くかという基準は、時代と文化によって相当に変わって来ます。
　たとえば、一人の人に年齢や性の違ういくつもの人格が共存している状態である「多重人格」というのは、現在では解離性(かいりせい)障害(しょうがい)の一種（解離性同一性障害）とされ、立派な病気の症状だと見なされていますが、19世紀以前には、間違いなくオカルト現象でした。しかも、現在でもそのメカニズムが十分わかっているとは言えない状態ですから、多重人格がオカルト現象ではなく精神科疾患だというのも、たいして根拠のない話なのです。

　そこで私は、この本では、あえて精神科の病気とオカルト現象を並列して論じることによって、これら二つの領域の区別が相対的なものだと示そうとしました。さらに、これら二つには共通のメカニズムが

ある可能性を提示しようと考えました。その共通のメカニズムとは、「現実の否定」です。

　思春期の子どもたちは、急激に変化する自分の身体をうまく制御出来ず、また突然出現した性的衝動を扱いかねています。身体的にそういう難しい状態であるのに加えて、「身体的にはもう一人前になっているのだから、社会的にも一人前の働きをするように」という社会的圧力もかかって来るので、余計に苦しい状態になります。
　それでも多くの子どもは、その二重の苦境になんとか対処し、それを乗り超えることによって成熟してゆくのです。ところが、特別な素質を持っていたり、それまでの養育環境が特殊だったりした一部の子どもは、この苦境を乗り超えることが出来ず、それを拒否することによって、成熟とは違う反応を起こします。
　その拒否が自分の身体に向かう場合、自分の身体の性的成熟を否定することになり、摂食障害や性同一性障害として表現されると考えられます。一方、拒否が自分の外の社会に向かう場合、自分が適応していかなければならないはずの社会的現実の方を否定することになります。そして、その社会的現実の否定の手段となるものこそが、心霊現象や超能力といったオカルト現象だと考えられるのです。
　種々のオカルト現象は、直接的には物理学的法則や生物学的法則に反するように見えますので、むしろ物理的現実の否定の手段ではないのかと考えられるかもしれません。それはその通りなのですが、それとともに、社会的現実を否定する手段でもあることに注目すべきだと思うのです。
　ある人が心霊現象などのオカルト現象を起こすことによって、その人について周りの人たちの扱い方が激変するということがあります。

たとえば、ある少女が「神様に会った」と言っただけでは誰も信用しませんが、その少女が「神様がこう言っていた」という形で予言をし、それが的中すると、それまで馬鹿にしていた周りの人たちが急に態度を変え、その少女の言うことを信じて、その少女を神様の代理として敬い始めます。

　オカルト現象はこういう形で周りの人たちの態度を変えることによって、本人（この例では少女）の社会的現実を完全に変えてしまいます。これは、オカルト現象を認めることが、人々の「そんなことがあるはずがない」という無意識の前提を揺り動かし、人々のこころを一気に日常とは別のモードへと移行させてしまうからです。
　これと同じパターンが、ヒステリー患者の周囲でも生じます。少女が自分の置かれた状況について不満を持ち、癇癪(かんしゃく)を起こしていたとしても、周りの人たちは相手にしません。しかし、少女の不満が高じて、全身痙攣などの派手なヒステリー発作を起こすと、「本物の病気」だと考えた周りの人たちは急に態度を変え、その少女の言うことを真面目に聞き、学校を休ませて病院に連れて行きます。
　このように、ヒステリーもまた、本人の社会的現実を完全に変えてしまうのです。これは、一般に病気というものが日常的意識の枠から外れているため、病気を認めることが、やはり人々のこころを日常とは別のモードへと移行させるからだと考えられます。
　私はこのパターンの相似に注目しました。このパターンに注目することで、オカルト現象の一側面が明らかになるのではないかと考えたのです。即ち、「オカルト現象はヒステリー患者の現実を変える力と関係があるのではないか」というのが私の仮説なのです。その正当性については、読者のみなさんのご意見に待ちたいと思います。

第1章

思春期とは何か

―― 性という侵略者

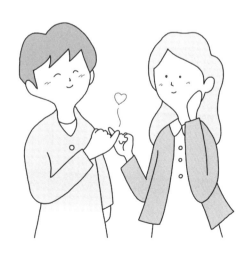

思春期とはどういうものですか。

"春"の意味

 春機発動期という言葉があります。ヒトを含めたすべての動物にやってくる"春"です。この春とは「生殖が可能になる時期」という意味です。人間では、この春の始まりを「思春期」と言っています。

● 春機発動期

　誰でも知っているように、「思春期」は子どもから大人になる境目の時期を意味しています。しかし、なぜこの時期を「思春期」と言うのでしょうか。

　「思春期」という言葉には何かきれいなイメージがあります。それは「春を思う時期」という字面のためでしょう。葉のない桜の木の枝に赤い蕾が出て来ているのを見付けて、「そろそろ春が来るな」と思って胸がワクワクしてくる、そういうイメージが重ねられているのでしょう。

　また、「思春期」という言葉は「青春」という言葉とイメージ的に結び付いているように思われます。現代の日本で成人期の最初の若い時期を意味する「青春」という言葉は、もともと古代中国の五行思想（図1-1）に由来します。人生の各時期を4つの季節と4つの色に対応させ、「青春・朱夏・白秋・玄冬」と4区分した最初の部分、つまり若い時期に当たります。青葉が繁る春のように元気な時期だということです。「思春期」の「春」もこの「青春」の「春」と同じイメージで捉えられているようです。

第1章　思春期とは何か——性という侵略者

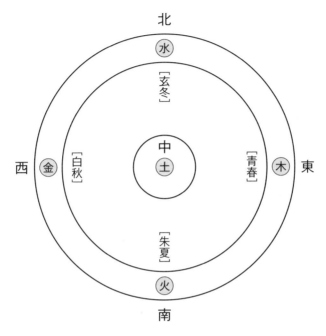

図1－1　五行思想、イメージ図
　五行思想では、万物は木・火・土・金・水の5種類の元素からなるとする。「青春」が位置する東方の「木」は、樹木に葉が生い繁り、花が咲き、と成長・発育の象徴である。

　しかし、「思春期」という言葉の元の意味は、そんなきれいなものではありません。「思春期」の「春」は季節でなくて、実は性、生殖活動のことなのです。この意味で「春」を使っている他の言葉としては、「売春」とか「春画」があります。
　また「春を思う時期」の「思う」というのは考えることでなくて、「期待する」あるいは「始まりかける」という意味です。つまり「思春期」とは、身体が成熟して来て、生殖活動が始まりかける時期という意味なのです。
　「思春期」という言葉は人間に対してしか使われませんが、動物に

11

対して同じ意味で使われる言葉に「春機発動期」があります。「春機」というのは性欲ないし生殖活動のことです。人間も含めて、動物は生まれてすぐに生殖をすることはなく、ある程度成長してから初めて生殖活動を始めます。そのための身体の仕組みも、ある程度成長してから整ってくるように出来ています。その仕組みが整って、性欲が出現し、生殖活動を始める時期が「春機発動期」であり、「思春期」とは人間の「春機発動期」なのです。

● **悩む時期**

　動物の春機発動期とは違って、人間の思春期にはさまざまなこころの問題が起こって来ます。思春期は子どもから大人になる境目の時期なので、子ども時代には感じなかったことを感じたり、考えなかったことを考えるようになり、いろいろ悩みが増えてきます。世間では、思春期というのはいろいろ悩む時期だと考えられています。

　確かに、人間が大人になるということは、ただ生殖活動が出来るようになるということではありませんから、大人になることについての悩みは直接には性に関係しないものもたくさんあります。大人というのは社会人のことで、人間の社会の中で何らかの役割を果たしながら生きている人のことです。社会が複雑になるほど、その社会の中で役割を果たせる大人になることは難しくなります。ですから、江戸時代以前は学校に通わなくても一人前の大人になれたのに、現代では中学、高校、あるいは大学を出ないと一人前の大人になることが出来ません。

　しかも、高校・大学を出たからといってみんながうまく社会人になれる訳ではありません。就職して社会に出たとたん、会社で評価されなかったり、無理に働かされ過ぎて身体を壊したりして、仕事を辞めて引きこもってしまう人がたくさんいます。そういう人は、年齢的に

は既に中年になっていても、思春期の子どもたちと同じように、「自分は社会の中で役に立たない人間なのではないか」とくよくよ悩んでいます。そういう意味では、引きこもりの人たちは、中年になっても思春期を引きずっているのです。

　しかし、そういう悩みは社会が複雑になって来たために増えて来たもので、昔はあまり多くありませんでした。昔、誰も学校に通わなかった頃は、社会といっても狭い村社会の中の人間関係だけでしたから、自分が役に立つかどうかという悩みも、とても具体的でした。村の共同の仕事のうち、自分に何が出来て何が出来ないかをわかっていればよかったのです。今のように漠然と「社会の役に立たない」などと悩むことはなかったはずです。

● 性の問題
　それでは、その頃には思春期の悩みはなかったかというと、やはりあったはずです。どんな教育を受けているかに拘わらず、身体はどんどん成長します。そして思春期の年齢になると、生殖機能が動き始め、性欲が出て来ます。ただ漠然と相手を選ばない性欲が出て来るというだけなら、食欲と同じようなもので、悩みの元にはならないかも知れません。しかし、食欲と違って、性欲は相手を求めます。つまり、自分の好みに合った相手と性交をしたいという気持ちが出て来ます。
　やっかいなのは、自分の好みに合った相手が必ずしも自分を求めてくれる訳ではなく、一方で好みに合わない相手が自分に対して性交を求めて来るということです。そこで、どうやって自分の好みの相手を振り向かせ、好みでない相手を遠ざけるかという、難しい心理的テクニックが必要になって来ます。もし性欲がなければこのような問題は起こりませんが、実際にはほとんどの人に性欲があり、誰かを好きに

なるので、多かれ少なかれ悩まされることになります。これこそが、時代や文化を超えて存在する普遍的な思春期の悩みなのです。

　思春期の悩みで、一見、性に関係なさそうなものでも、突き詰めてゆくと結局は性の問題に行き当たることが多いのです。たとえば、本当は性欲があるのに、「自分には性欲なんかない」と言い張ったり、そう思い込んでいることから起こってくる悩みもたくさんあるのです。こういう自分の性欲を否定する傾向は、教育や環境の影響ももちろんありますが、本人の持って生まれた素質も大きいようです。

　もちろん、だからと言って、子どもたちに「自分にも性欲があるんだ」と自覚させれば、そういう悩みが一気に雲散霧消するという訳でもありません。やはり、十分な時間をかけて、成熟してゆく自分の身体と対話しながら、現代の社会の中で問題を起こさないやり方で、自分の性を認めてゆくしかないのです。

 性についての話は子どもの前ではしない方がよいのでしょうか。

性的な会話の是非

 10歳頃までは、そう気にしなくてもよいのですが、それ以降「思春期」の子どもたちは性の話を聞くと、不自然に緊張してしまいます。親はあえて子どもの前で性の話をする必要はありません。

● イチジクの葉

　性は子どもに対しては秘められています。性についての開放の度合

14

いは時代や文化によってかなり違いますが、子どもに対して性が秘密にされているということだけは、いつでもどこでも変わりません。ですから、このことは社会文化的な理由によって決まっているのではなく、生物学的に決まっていることだと思われます。おそらく、親の世代と子どもの世代の間で性交が行われることを抑制する本能のせいだと考えられます。

とにかく、親を含む大人たちは、子どもには性的なものを見せまいとします。一方、子どもたちの方は、思春期になるまでは、そもそも性的なものにあまり興味を持ちません。全く興味を持たない訳ではなく、幼児期から男の子と女の子は互いの性器の違いに気付いて注目してはいるのですが、当初はウンチに対する興味などとあまり区別されず、「ウンチ、チンコ」などと言ってゲラゲラ笑う対象であるだけで、性器を見られるのが恥ずかしいという気持ちもありません。小学生になる前後には、そういう幼児期の興味も薄れ、思春期までの数年間は表面上は性的興味が抑圧されます。ただし、性器を見られるのが恥ずかしいという気持ちは徐々に発達してゆきます。

『旧約聖書』の「創世記」では、最初の人間の男女であるアダムとイヴ（図1-2）は、もともと全裸で暮らしていたのですが、神様が決して食べてはいけないと言っていた「知恵の木の実」を食べたところ、自分たちが裸でいることに気付いて、イチジクの葉で性器を隠したと述べられています。これは、無邪気な幼児の時期には性器を見られることを恥ずかしいと思わないけれども、成長して知恵が付くと恥ずかしいと思うようになるということを喩えとして、二人が性についての知識と快楽を得たことを象徴的に表わしているものと考えられます。

ここで問題なのは、キリスト教が（伝統的には）極端に性に対して抑制的で、性について、特に性の快楽について語ることを一切禁じて

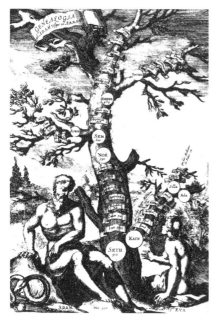
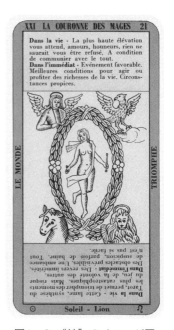

図1−2　アダムとイヴ（エヴァ）
アダムとイヴの子孫が、善に行ったか悪に走ったかを描く系統樹。『キルヒャーの世界図鑑』工作舎より。

図1−3　"性"のイメージ図
「少女」の性は花園の中にある。性は閉じられている。タロットカード、「世界」。

　いるということです（図1−3）。つまり、キリスト教にとっては、このイチジクの葉の話は、人間が悪魔に唆(そそのか)されて、知るべきではなかった性のことを知ってしまったという罪の話なのです。しかし、なぜ性のことを知ることが罪なのでしょうか。現代の私たちには、そのような性の捉え方は全くおかしいと思われます。子どもを産み、世代を繋いでゆくために性が不可欠であるのはもちろんのこと、性に快楽が伴うということも全く自然なことであり、それを神様が禁じるということなどありえないように思われるのです。

● 性教育

　とはいえ、性に目覚めつつある思春期の子どもたちに性のことをどのように教えるべきかについては、今も昔も大人たちは悩みます。性については、あえて教えなくても、子どもたちはどこからか知識を得てゆくものだし、いずれ大人になれば、誰でも体験的に知ることになるのだから、性教育などしなくてよいという考えもあります。一方、近年では、特に男女平等の観点から、性に関する従来の常識は好ましくない点が多いので、そういう常識に染まってしまう前に、学校で積極的に性教育をしてゆくべきだという考え方が強くなってきています。

　いずれにしても、性について教えるということには、算数や英語を教えるということとは大きく異なる側面があります。それは、単に知識として教えられて頭で理解するものではなく、子ども自身の身体が成熟して来ることによって、実感的に、いわば身体で理解出来るようになるものだからです。したがって、同年齢の子どもたちでも、身体の成熟が早いか遅いかによって、理解の度合いが違ってきます。つまり、「性に目覚める」ということは、確かに周りの環境によって早められたり遅くなったりすることもありますが、基本的には本人の身体的成熟によることなのです。

　性教育に反対する人たちがよく「寝た子を起こすな」と言うのも、こういう認識に基づいてのことです。即ち、誰でもいずれは自然に性に目覚めるのであって、まだ目覚めていない子どもに刺激を与えて、無理に目覚めさせるべきではないと言うのです。なぜ早く目覚めない方がよいかと言うと、まだ十分な判断力のない子どもたちが性に目覚めて性的活動を行うようになると、危険なことがあるばかりで、良いことは何もないと言うのです。

● 10歳になると

　それでは、子どもの側ではどう感じているのでしょうか。性についての情報は今も昔も周囲に溢れていますが、子どもたちは10歳くらいになるまでは、あまりそれらに興味を持ちません。たまに「どうしてこの女の人は裸なの？」と聞いたりして大人たちを困らせますが、あまり拘ることはありません。それが10歳くらいになって、その意味がなんとなくわかり始めると、かえってそのような無邪気な質問はしなくなります。

　家族間での話の中で性に関する話題が出ても、それまでは全然わかっていなかったのが、急にわかり始める時期が思春期前期です。そういう場面での子どもの表情は明らかに変わって来ます。それまではきょとんとして、全く意味を理解していない感じだったのが、ピクッと敏感に反応し、少し緊張して黙り込み、顔が赤らむようになります。

　大人たちはそういう話題が出る時はたいてい（いわゆる「下ネタ」として）ニヤニヤ、クスクスと笑うのですが、思春期の子どもたちは笑いません。彼らは、そういう話題の意味を自分が理解していることを大人たちに悟られまいとして、必死に我慢しているのです。そのために、かえって不自然な緊張した表情になっているのです。そして、大人たちの方では、その子どもがどうも話の意味を理解しているらしいと気付いて、「いつのまにか大人になったんだな」と子どもに対する認識を改めるのです。

　しかし、親と子の間でこのことが起こると、ギクシャクしてしまうことが多くあります。そもそも親は、基本的には子どもに対して性的なことを話さないので、親は子どもが性的なことを理解するようになっているかどうかを確認する機会が少ないのです。親の立場からすると、聞こえてくるテレビや他人の話などに性的な話題が含まれてい

ても、子どもがそれを理解出来ない状態ならば、気にする必要はありません。ところが、どうも理解出来ているらしいということならば、親自身のそれに対する反応についても考えなければならなくなります。しかし、そういう話題が聞こえて来るのも、たいていは突然のことですので、親の方にも準備が出来ていません。それで、その話題を聞こえなかったことにしようとして、「エヘン、エヘン」とおかしな咳払いが出てしまったりするのです。

　ところで、大人たちの「下ネタ」を聞いて、思わず吹き出し、大人たちと一緒に笑ってしまう子どもがいる一方で、逆に不機嫌になる子どももいます。たいてい女の子ですが、「下ネタ」を極端に嫌う子どもがいるのです。もちろん、大人でも「下ネタ」を好む人と嫌う人がいますので、性格による差も大きいのですが、思春期に「下ネタ」を極端に嫌っていたけれども、大人になったら平気になったという人も多いので、やはり「下ネタ」を嫌うのは思春期という時期の特徴の一つなのです。

● **女の子が嫌う「下ネタ」**

　思春期の女の子が「下ネタ」を嫌う理由は三重になっていると考えられます。一つ目は、先に述べたように、自分が性についての知識をいくらか持っていることを大人たちに悟られたくないということでしょう。二つ目は、「下ネタ」の意味がわかっていると認められるとしても、それにどのように反応すべきかがわからないということでしょう。もし反射的に笑ってしまったら、下品な子だと思われるので、自分のイメージを上品に保ちたい子にとっては取り返しがつかない失敗になるのです。そして三つ目は、「下ネタ」を聞くたびに、どうしたらよいかわからず、緊張して顔が赤くなってしまうことが恥ず

かしいということでしょう。

　思春期の子どもにとっては、大人にとっての軽い冗談である「下ネタ」を聞くことによって、突然これらの解決の難しい問題が降りかかって来る訳ですから、天災か事故に遭ったような災難として感じられるのです。特に同じ大人からそういう冗談が何回も繰り返されると、嫌がらせをされているように感じられ、相手に対して腹が立って来るのです。これがもし、その子ども自身についての性的冗談であれば、セクシャルハラスメントになりかねない訳ですが、そうでなくても、思春期の子どもにとっては、性的冗談というもの自体が不愉快なものでありうるのです。

　以上のことから、思春期の子どもの前で性的な話をしない方がよいのかという質問に対する答は、それをするのが親なのか他の大人なのかによって大きく異なります。まず、親が子どもに性についての話をするのは、本能に逆らう不自然なことですので、学校での性教育についての子どもの質問に答えるなどの必要な場合以外は、無理にしなくてもよいと思われます。

　一方、親以外の大人が発する「下ネタ」などの性的冗談については、思春期の子どもの前では絶対にダメだということではありませんが、子どもによってはとても不愉快に感じるということを認識しておくべきです。

第1章　思春期とは何か——性という侵略者

 思春期の子どもが現実の異性に興味がなく、アニメやアイドルにばかり熱中しているのですが、大丈夫でしょうか。

疑似恋愛

 異性に興味がないのではないのです。恋愛の対象がアニメの主人公だったり、アイドルということです。ただ、この恋愛は現実的ではありません。**性的発達に悪影響を及ぼすこともあります。**

● 恋の相手

　子どもが思春期になり、異性に興味が出て来る年齢になったら、親としては子どもが恋愛をしているのではないかと気になるでしょう。自分の子どもが異性にもてているならば、親としても誇らしい反面、早々とセックスをしてしまうのではないかと心配になるでしょう。

　また反対に、子どもが全くもてている気配がなく、その代わりに漫画やアニメ、あるいはアイドルに熱中して、子ども部屋の壁がアニメやアイドルのポスターだらけになっているという場合もよくあるでしょう。これはつまり、現実の異性よりも「架空の恋愛対象」に子どもの興味が集中しているという場合です。こういうことは放っておいても大丈夫なのでしょうか。熱中する対象ごとに見てゆきましょう。

● アイドルに熱中

　「架空の恋愛対象」への熱中のさまざまな種類の中では、異性のアイドルへの熱中は、現実の異性へのそれに近く、もっとも現実的だと考えられます。しかし、それだけに自然の成り行きとして、対象であ

21

るアイドルのCDや写真集を買ったり、動画を視聴しているだけでは満足出来なくなり、実際に会いたいという欲求が強まって来ます。近年は「会いに行けるアイドル」というような触れ込みで、アイドルがコンサート会場で握手会を催すことがよくありますから、そういう会があればどうしても行きたいと思うでしょう。

　有名なアイドルは毎年のように全国ツアー（全国巡回コンサート）をしますが、それを追いかけて、すべてのコンサートを見にゆく人たちがいて、「追っかけ」と呼ばれています。「追っかけ」をするためには十分なお金と時間が必要ですから、普通は中学生や高校生には出来ないはずなのですが、実際には中高生の「追っかけ」も少なからずいるのです。

　学校はずる休みをし、お金はたいていは親からもらうか借りて用意するようです。あるいは、コンサートのチケットを買い占めて、ダフ屋行為（チケットを高値で転売して差額を儲けること）によって費用を賄（まかな）う人もいるようです。このような行為は、学校をずる休みすることとお金を無駄遣いする（あるいは不正な方法で入手する）ことの両方の意味で不良行為だと言えます。当然、親も悪いことだと考えて子どもをたしなめますが、子どもが半狂乱になって「行かせてくれないと飛び降りて死ぬ！」などと言うので、仕方なく許していることが多いようです。

● 「熱中」の意味

　なぜ思春期の子どもたちはそこまでアイドルに熱中するのでしょうか。対象が異性のアイドルの場合は答は簡単で、それは疑似恋愛だからです。そもそもアイドルというものは、若い人を疑似恋愛に引き込むように作られており、そうやって釣り上げたファンたちから出来る限りのお金を搾（しぼ）り取るのです。同性のアイドルの場合は少し複雑にな

りますが、子どもたちが、ある対象に自分の理想像を投影し、異性にもてている対象に同化しているという意味では、やはり疑似恋愛と言ってよいと思われます。

　アイドルへの熱中が疑似恋愛であることが最もわかりやすいのは、その対象が結婚したとたんに、熱が冷めてしまうということです。熱中している最中には、他人に「どうせ結婚出来る相手ではないのに、どうしてそこまで熱中するのか」と聞かれると、「そんなことは関係ない。芸能人として好きだから熱中するのだ」などと答えるのですが、実際に対象が結婚してしまうと興味を失うのですから、その熱中が恋愛感情であったことは明らかなのです。

　長い人生の中の一時期でも、何かに熱中出来る期間があるということは幸せなことですから、アイドルへの熱中にも全く良い所がない訳ではありません。たとえば、学校でいじめに遭って孤立している場合などには、インターネットで知り合った同じアイドルのファンたちと交流することが生きがいになっているかもしれず、それを子どもから奪うべきではないでしょう。

　しかし、なにしろアイドルというものは、思春期の子どもたちを疑似恋愛に引き込むことで、子どもたちのみならず親たちからもお金を吸い取ろうとする商売なのですから、親としては警戒すべきです。時々、子どもと一緒にアイドルにのめり込んで「追っかけ」をしている母親がいますが、そういうことは子どもの教育に良くないのみならず、家庭生活が破綻しますので、慎んでほしいものです。

● **アニメに熱中**

　アニメという表現手段は、もともとはもっぱら児童向けのものでしたが、スタジオジブリ（注1）の作品が世界で評価されるようになっ

て以来、わが国が世界に誇る文化の一つと見なされるようになり、今では一種の高級文化のようにさえ扱われています。しかし、実際には、アニメ作品の大部分は芸術的に高尚なものとは言いがたく、思春期の子どもたちの興味と欲求に合わせて作られている娯楽作品に過ぎません。

　休日になると朝から晩まで、ろくに食事も摂らずに録画したアニメ番組を視聴し続けるという子どもがいます。これはいわばアニメ依存症の状態であり、精神的に健康とは言えないと思われます。とはいえ、こういうことはアニメ以外の、たとえば音楽などでもあることであり、実際にプロのミュージシャンになった人が、思春期の頃に音楽漬けであったというケースは多いようです。ですから、アニメの場合も、プロのアニメ作家になるのなら、思春期にアニメ漬けでも良いのではないかという考えもあるでしょう。

　しかし、残念ながら、アニメと音楽は同じではありません。音楽（軽音楽）を作ることは個人ないし数人編成のバンドでやれることですが、アニメ作品を作ることは一人では到底出来ません。数分間の実験アニメなら、時間と手間を十分かければ出来るかもしれませんが、普通にテレビで放映しているアニメ作品には膨大な人手とお金がかかっています。つまり、アニメを視聴者として楽しむのは簡単なことでも、制作者になるのは個人では不可能なことだということです。

　最近はアニメーターの専門学校も多くあり、アニメを仕事にしたい若者がたくさん入学していますが、そういう学校を卒業してアニメーターの仕事に就いても、労働条件は極めて悪く、数年と続けられないと言われています。ですから、子どもがどんなにアニメが好きでも、アニメを一生の仕事にするということは、リスクが大き過ぎて、親として認めることは難しいのです。

● 非現実の異性

　さて、アニメに対する熱中も、やはりアイドルに対する熱中と同じように疑似恋愛なのでしょうか。

　それはその通りですし、しかもある意味で、アイドルに対する熱中よりも一層問題のある疑似恋愛なのです。なぜかというと、アイドルはかなり嘘や演出があるとはいえ、生身の人間ですが、アニメのキャラクターは単なる二次元の絵であって、しかもあまりリアルでない絵であることが多く、現実の異性から遠く離れているからです。もっとも、声だけは生身の人間の声ですが、それもたいていは不自然な作り声（いわゆる「アニメ声」）です。

　現実の異性から遠く離れたキャラクターにどうして恋愛感情が持てるのかと言えば、それは性的シグナルを極端に強調して作ってあるからです。女性キャラクターの場合、眼が現実離れして大きく、胸も大きく、腰は極端にくびれているなどがそれです。そのキャラクターがそのままの形で実在したら、到底普通の人間とは思えず、恋愛対象にもならないはずなのに、それに対して恋愛感情を持てるのは、その造形に視聴者の性的本能に訴える性的シグナルが強調してあるからなのです。

　もちろん、アニメにはストーリーがあり、ドラマとしての演出もありますから、アニメのキャラクターを好きになるのはその姿形だけではなく、性格である場合もあるでしょう。その場合は、はっきりした姿形のない小説の主人公に惚れ込むのと同じですから、何も心配はありません。

　問題はやはりアニメのキャラクターの姿形にこだわる場合です。姿形にこだわる人は、気に入ったキャラクターの絵をたくさん集めて飾り、あるいはそれらをトレースして、髪型や衣装を変えた絵を自分で描いたりします。思春期の子どもには少ないでしょうが、そのまま大

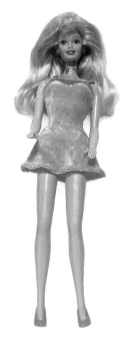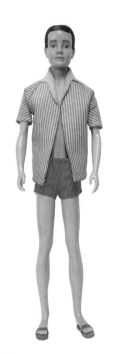

図1−4　バービー人形
　胸も大きく、腰はくびれている。あくまで女の子の玩具として作成されたが、その出自は、「セクシードール・リリ」にある。子どもたちは人形の「セクシー」さに憧れた？　年齢設定は17歳、ケンというボーイフレンド（右）もいる。

人になると、キャラクターを三次元化したフィギュア（人形／図1−4）を買い集め、その造形について、制作者にいろいろ文句を付けたりするようにもなります。そういう段階になると、部屋がキャラクターのフィギュアだらけになり、異様な光景になって来ます。性的シグナルだけが強調されたフィギュアにあまりに執着するようになってしまうと、現実の女性の魅力に気付けなくなり、現実の女性に興味を失ってしまいます。

　さらに重要なことは、アニメの少女キャラクターの多くが、かなり

幼いように見えるということです。現実の幼い女の子は性的シグナルをほとんど発していませんが、アニメの少女キャラクターは幼いと同時に強い性的シグナルを発するようにデザインされているのです。そういう少女キャラクターに恋愛感情を持って執着する男の子は、性的な魅力と幼い子どもの可愛さを混同するようになり、その結果として、自分より年下の女子児童や幼女に性的興味を持つようになりがちです。そのため、女子児童や幼女に対する性犯罪（小児性犯罪）を誘発する可能性があります。

● **性的発達の阻害**

　アニメの少女キャラクターと小児性犯罪の因果関係については否定する意見も多いですが、実際にはアニメのキャラクターと小児性犯罪を直接結び付けるような猥褻(わいせつ)な作品がたくさんあるのです。もちろん、テレビで放映されているアニメにはそんなものはありませんが、「コミックマーケット（コミケ）」などで売られている同人誌には、アニメの少女キャラクターを性的に虐待する内容の作品が数え切れないほど描かれており、それがまたよく売れているのです。

　首都圏で開かれるコミケに、わざわざ遠くの地方から出向いて来て、そういう一般に流通していない犯罪的な内容の同人誌を買い漁(あさ)る男たちは、小児性犯罪者予備軍と見ることも出来るでしょう。ですから、そういう大人になってしまわないように、男の子の少女キャラクターに対する熱中には十分な注意が必要です。

　一方、女の子の場合、露出の多い衣装を着た女性キャラクターに憧れて、自分でその衣装を作り、それを着てキャラクターになりきって楽しむ「コスチュームプレイ（コスプレ）」をし始める場合があります。最初は学校の文化祭などですることが多いのですが、高校生になると

コミケなどにその衣装を着て行って見せびらかす場合があります。もともと容貌の良い女の子で、その衣装がよく似合っている場合、そういう女の子に性的興味を持つような男たちが寄って来ます。コミケで撮影会をするだけならまだよいですが、そういう男がストーカーのように家まで付いて来ることもありますので、危険を伴います。

　もちろん、女の子が自分に似合う服を着て、それを見せびらかしたいというのは正常な欲求です。しかし、アニメキャラクターのコスプレの場合、その衣装は現実離れしており、女の子自身も、それに寄って来る男たちも、現実ではないアニメの世界に入り込んだような錯覚をしたまま行動しています。それは健全な性行動とは言えず、お互いに酔っぱらったような状態なので、抑制が利かなくなって事故が起こる可能性が高いのです。ですから、コスプレにはのめり込み過ぎない方がよいでしょう。

　もちろん、アニメには優れた作品もあり、小説や映画のように、教養として後の人生の中で生きて来る場合もありますから、アニメ全体を否定することは出来ません。また、アニメ好き、コスプレ好き同士の男女が知り合って仲良くなり、結婚するという場合も少なくないようですから、それらが必ず正常な性的発達を阻害するという訳でもありません。しかし、アニメに熱中することが性的発達に重大な影響を及ぼす可能性があることは確かで、これは軽視出来ない問題だと私は思います。

注1　スタジオジブリ　長編アニメ制作会社。1985年、徳間書店の出資を得て、1984年に『風の谷のナウシカ』をヒットさせた作家・宮崎駿を中心に創立。1988年制作の『となりのトトロ』は今も人気。1989年『魔女の宅急便』、1997年『もののけ姫』、2001年『千と千尋の神隠し』等、続々とヒット作を世に送り出した。その作品は「子どもの視点から描かれている」と評される。因みに、「ジブリ」とは、「サハラ砂漠の熱風」の意。

第1章　思春期とは何か——性という侵略者

 娘が普通の恋愛小説ではなく、男性同性愛を描いた小説に熱中しています。
男性同性愛作品に熱中

 男性同性愛のその男性は、思春期の女の子たちにとってとても「魅力的」な存在なのです。そして、その男性が女性に興味がないということが、女の子たちを安心させているのです。

● BLは安全

　もともと本を読むのが好きではなかった娘が、近頃急に熱心に本を読み始めたので、何を読んでいるのかと、子ども部屋の本棚に並べられている本を開いてみたところ、どの本もみな男性同士の同性愛を描いた小説、いわゆる「BL（Boys' Love、男性同性愛）」作品だったのです。それで驚いて、「放っておいてもよいのだろうか」と悩んでいるお母さんもいることでしょう。

　自分の子どもが同性愛者だとわかったとしたら、強いショックを受ける親は多いでしょう。最近ではLGBT（注1）に対する運動の成果としての啓蒙活動によって、自分が男性か女性かという性自認と、恋愛対象が男性か女性かという性的志向の両方について、いろいろな場合があると認めるべきだという考えが広まって来ています。そうはいっても、自分の子どもがそうであると知ったら、動揺する親は多いでしょう。

　娘がBLを熱心に読んでいるということは、それと比べれば深刻な話ではありません。女の子が男性同性愛の話を好んでいるというのは、その子自身の性自認にも性的志向にも関係がないからです。それでも、

29

親としては、どうしたらいいのかわからないので悩むことでしょう。

● 秘められた関係

　BLの作品は、単に男性同士の同性愛関係が描かれているというものではありません。ほとんど決まって、一見そんなことはなさそうに思われる男性同士の間に、隠された恋愛関係があるという設定の話なのです。あからさまな同性愛関係は読者の興味を引かず、それが秘められていて、公認の関係ではないというところが肝心なのです。

　このBLというのは一見すると、漫画文化の発達したわが国に特有の現象のように思われますが、実は外国にも同様の現象があります。たとえば米国では、フィクションの登場人物の中で、男同士の二人が実は同性愛関係にあると空想することを"slashing"（注2）と呼んでいます。また、同性愛に限らず、登場人物同士が秘密の恋愛関係にあると空想することを"shipping"（注3）と呼んでいます。他の国の女性たちも同様のことをして楽しんでいるようです。

　文化の違いを超えて同様の現象が見られるということは、BLというのは、なにか女性の性的興味に関する生物学的な仕組みに基づいている現象なのだろうと思われます。しかし、女性である自分に関係のない男性同士の同性愛関係になぜ興味を持つのでしょうか。その説明は簡単ではありません。

　一つには、女性は男性より人間関係に強く興味を持ち、隠された人間関係に、特に恋愛関係に敏感であるということがあるでしょう。たとえば、自分の職場で職場内恋愛が起こっていると、当事者たちがどんなにうまく隠しても、必ず誰か女性が気付きます。そういう隠された関係を見付けることは、推理ゲームのような面白さがあることですし、また、たとえば真面目くさって偉そうにする上司の裏の顔を暴く

というような復讐の意味合いもあるのです。そして、いったんその関係を確信すると、仲間の間で噂にして、ばれていないつもりで演技を続けている当事者たちを笑いものにしたりするのです。

● シミュレーション

　しかし、この隠された恋愛関係を見付けるという楽しみは、だいたい大人の世界に限られるものです。思春期の女の子たちの人間関係は、ほとんど同級生に限られていますので、現実の人間関係の中でこのようなことを行っているとは考えにくいのです。思春期の女の子たちにとっては、隠された恋愛関係を見付けることも、まだ空想の域でのシミュレーションに過ぎないでしょう。

　思春期の女の子たちがBLに魅かれるもう一つの理由は、言うまでもなく、描かれているのが男性同士の同性愛であるということそのものです。BLでは、作品によって程度は異なりますが、結構あからさまな肉体関係の描写があることが多いのです。もちろん、男女のセックスの描写ではなくて、男性同士の性的交渉の描写です。しかも、それを行うBLの主人公たちは、みな読者である女の子たちにとって魅力的な男性なのです。まだ本格的な恋愛経験のない思春期の女の子たちにとって、魅力的な男性同士の肉体関係を伴う恋愛の物語はどのような意味を持つのでしょうか。

　それは、女の子たちにとって、自分自身を危険に曝すことのない、安全な立場から楽しむことの出来る性的描写だということだと考えられます。というのも、女の子たちもセックスに興味は十分あるのですが、男性に自分の身体を荒々しく扱われることには恐怖を感じるため、「見たいけれども見たくない」というジレンマになっているのです。

● 都合のよい設定

　そこで、性的魅力を持った男が同性愛者で男にしか興味がないという設定ならば、その男がどれほど性的本能をむき出しにして荒々しくなっても、女である自分自身はその対象にならず、襲われることはないので恐怖を感じず、都合がよいのです。男の性的本能を目の当たりにしてドキドキしたいのだけれども、まだ自分の方では受け入れる準備が出来ていないという思春期の女の子にとって、これほど都合のよい設定はないのです。

　BLを好むタイプの女性は、男性からの性的シグナルに対して鈍感なのではなくて、むしろ敏感過ぎるためにまともに受け止められないのです。ですから、思春期以後に、男性から十分にソフトで荒々しくない接近があれば、次第にその高過ぎる防御壁を低くして、男性を受け入れていくことが出来るでしょう。そうして、男性に対する必要以上の防御がなくなれば、BLを卒業してゆくことでしょう。

　もっとも、ある程度恋愛経験のある大人の女性にもBLを好んで読む人がいます。こういう人は、単に少女時代の習慣が趣味として残っているのか、あるいは現実の男性に満足していないためにBLで憂さ晴らしをしているかだろうと考えられます。いずれにしても、女性にBLを読む習慣があることで、男性との恋愛に対して大きな悪影響はないように思われます。ですから、娘がBLを読み耽っていることで、お母さんが悩む必要はなさそうです。

注1　LGBT　Lesbian（レスビアン・女性同性愛者）、Gay（ゲイ・男性同性愛者）、Bisexual（バイセクシャル・両性愛者）、Transgender（トランスジェンダー・性同一性障害）の頭文字を採ったもの。性のアイデンティティの用語。
注2　slashing　二人のキャラクターの名前を"／"（スラッシュslash）で繋ぐことから。
注3　shipping　「二人は特別な関係（relationship）にある」と見なすことから。

思春期の子どもは自分の身体の変化をどう感じているのですか。

第二次性徴

「自分の中から何か自分でないものが出て来る」、今までの自分の身体が別の身体に乗っ取られてゆくというような奇妙な感覚に陥ります。昆虫で言えば"変態"にあたる変化期です。

● **異様な体験**

　思春期は、第二次性徴が現われて来ることによって、子どもの身体から大人の身体に変わってゆく時期です。このことを、幼虫が脱皮して成虫になることだと考えてみて下さい。これは単なる喩えではありません。昆虫の場合、幼虫時代はひたすら餌を食べますが、運よく天敵に捕食されずに生き延びて、十分に大きくなると、突然全く姿が変わって成虫になります。幼虫時代はとにかく自分が生き延びて成長することだけが大事なのですが、成虫になると、主な目的は自分が生きることではなく、異性と交尾して子孫を残すことに変わります。カゲロウ（図1−5）などでは、成虫には餌を食べる口さえありません。生殖だけを目的として数時間から数日間動き回り、エネルギーが切れれば死ぬだけなのです。

　哺乳類である人間はもちろん昆虫とは違って、大人になっても生殖だけを目的としている訳ではありません。昆虫との最大の違いは、産んだ子どもを長い期間かかって育てることです。昆虫の成虫は卵を産んだら死にますが、人間の大人は子どもを育てるために長生きする必要があるのです。ですから人間の女性の身体は、子どもを産むように

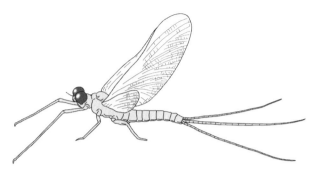

図1−5　カゲロウ
　カゲロウは、カゲロウ目 Ephemeroptera に属する昆虫の総称。成虫の後翅は極端に小さいか全くない。静止状態では蝶のように翅を背中で合わせる。口器は退化、食物を摂れない。そのため雄は交尾後すぐに死ぬ。雌は産卵を済ますと死ぬ。カゲロウの成虫は交尾のためだけに存在する。Ephemeroptera は「ただ1日の命」という意味のギリシア語に由来。

出来ているだけでなく、子どもを育てるようにも出来ています。
　このように昆虫とは違う所もあるのですが、私があえて思春期を昆虫の変態に喩えた理由は、子ども自身の立場から見ると、思春期とは「自分の中から何か自分でないものが出てくる」ような異様な体験だと思うからです。今まで使い慣れてきた子どもの身体が変調を来し、うまく使えなくなって来る一方で、それに代わって別の身体が現われ、否応なくその新しい身体を使わざるをえなくなります。そしてだんだんとその新しい身体に自分が乗っ取られていくのです。

● 新しい身体
　そして、その新しい身体は、これまで使ってきた子どもの身体とただ違うだけでなく、これまでとは違う目的のために作られています。その目的とは生殖です。大人の身体には、生殖の欲求つまり性欲が強烈に仕掛けられています。子どもの身体はそのように作られていな

かったし、子どもの身体で生きている間はほとんど全く感じなかった性欲を、新しい大人の身体を使おうとすると、到底無視出来ないほど強く感じてしまうのです。

男の子も女の子も、身体だけはあっという間に大人の身体に脱皮してしまうのですが、

表1－1　第二次性徴（男女別）

男の子	女の子
声変わり	乳房の発達
髭、脛毛	初潮、発毛
筋肉の発達	皮下脂肪の蓄積

男の子と較べて女の子の方がより"性"の特徴が表に出る。

こころの方はそう素早く変わることが出来ません。しかも、現代の社会は、義務教育が終わるまで、あるいは高校を卒業するまでは子どもでいるように要求していますし、子ども自身も自分は18歳になるまでは子どもだと信じているので、身体が成熟したからといってこころをそれに従わせようともしません。その結果、こころと身体のアンバランスが生じ、さまざまなこころの問題が現われてくるのです。

● 男の子の変化

　思春期の身体に現われる変化とそれに対するこころの反応を、男女に分けて具体的に見てみましょう（表1－1）。

　男の子の場合、印象が大きく変わることとして、声変わりがあります。子どもの時には男の子の声と女の子の声はあまり違いませんが、大人の男の声と女の声は大きく違います。逆に子どもが中性的なのは、声に男女差がないからという面もあります。子どもの背が伸びて大人並みになっていても、声が子どものままならば、男性的な印象はなく中性的なままですが、反対に背が低いままでも、声変わりすると、一気に男性的な印象になります。そのため、子役俳優は声変わりをする

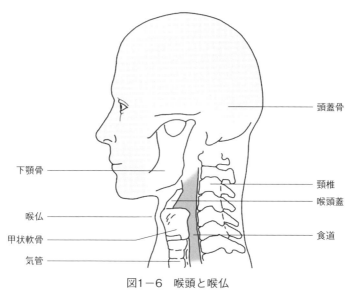

図1-6　喉頭と喉仏
喉頭は気管の入り口で、その前部を甲状軟骨が覆っている。喉仏は甲状軟骨の上部の突起が皮膚を持ち上げている部分。

と子どもの役が出来なくなります。

　また、大人の男性には「喉仏」がありますが、これは声変わりと同時に出現します。なぜかというと、声が低くなるということは喉の中にある声帯が長くなることで、それはつまり喉頭(喉笛)が太くなることです。そして「喉仏」というのは喉頭の前面を成している「甲状軟骨」の出っ張りなので、喉頭が太くなると、前に突き出て来るのです(図1-6)。

　外見上に現われる別の変化としては、髭や脛毛が生えて来て、可愛かった少年がいきなり「おっさん」のようになります。髭はたいてい学校が伸ばすことを認めないので、ほとんどの子どもが剃ります。それに対して脛毛は剃る必要がないのですが、体育の時などに他人に見られるのが恥ずかしいと感じて、わざわざ剃る子どももいます。

陰毛も生えて来ますが、これは他人に見られることが少ないものです。ただし、修学旅行や合宿などで一緒に入浴した際に、同性の同級生に見られることがあります。同い年の子ども同士ですから、既に生えている子とまだ生えていない子の差はわずかなもので、1年から2年の間にはみんな生えそろう訳ですが、最初に生えた子は恥ずかしがって隠すことが多いようです。一人だけ生えている時期には生えている子が他の子どもたちに「大人」などと言われてからかわれますが、そのうち生えている方が多数になって来ると、今度は逆に生えていない子が、「子ども」と言われてからかわれます。性器の変化は、男の子たちにとっては、父親に近付いたという誇らしい気持ちをもたらすものです。ですから、そのような成熟した性器を同級生たちに見せびらかす子どももいます。
　もっとも、近年では裸になるのを恥ずかしがる男の子が増えて、修学旅行の入浴時に水着を着て入ることを許可している学校もあるようです。しかし、性器を見られて恥ずかしがるのは自然な成長の過程であって、恥ずかしいと思うことは悪いことではありませんから、あまり子どもの気持ちに配慮し過ぎるのは、かえって精神的成長の機会を奪うことになると私は思います。

● **女の子の変化**
　女の子の場合、外から見える身体の変化で、一番周りの目を引くのは乳房が膨らんで来ることです。乳房が大きくなると、いかにも大人の女性のように見え、男性の眼を引くようになるため、女の子は恥ずかしがります。同級生の男の子たちも胸の大きい女の子をからかうので、女の子はなおさら恥ずかしがって隠そうとしますし、そのように恥ずかしがらせる男の子たちを憎らしく思います。しかし、小・中学

37

生の男の子たちが同級生の女の子の大きくなった胸をからかうのは、大人の男性のように性的な意味で魅かれるからというよりも、その女の子の自分たちと同じように子どもっぽい性格と、自分たちの母親のような胸の大きさがアンバランスと思えるためなのです。
　大人になれば、胸が大きいことは女性としての魅力として誇れるようになるのですが、思春期には胸の大きさと本人の精神的成熟度は必ずしも比例していませんから、胸の大きさを自分の魅力だと考えることが出来ず、こんなものはない方がよいと思うようです。また、それまで気に入って着ていた服が、胸が膨らんだために着られなくなったり、着ても似合わなくなったりするので、いまいましく思うようです。
　さらに、乳房が成長する時期には、痛みが現われることがあります。乳腺の成長自体に伴う痛みで、個人差もありますが、月経開始前後から3年から4年間続きます。また、ブラジャーを着けていないと、服の中で乳房が揺れて痛むということもありますので、近年では学校が「スポーツブラジャー」という機能的な下着を着用することを勧めています。
　思春期には女の子は胸だけでなく、お尻が大きくなり、太ももも太くなって、身体全体が丸みを帯びて来ます。男の子は思春期に筋肉が増えて運動能力が上がるのですが、女の子は脂肪が増えるので、運動能力はむしろ落ちて来ます。これは高いレベルにある女子運動選手にとっては悔しいことです。そのため、若い女子運動選手は、自分の身体が女性らしく成熟することに対して否定的になり、むしろそれを抑制しようとします。実際、女子運動選手には拒食症が多いと言われています（第3章Q4参照）。保護者やスポーツの指導者は、女の子が運動をすることによる自己表現は励ましてあげるべきですが、それが女性としての成熟を阻害していないか、気を付けてあげるべきです。

第1章 思春期とは何か──性という侵略者

 どうして、思春期の子どもは自分の匂いを気にするのですか。

自己臭妄想

 「性的成熟の徴」として出て来る腋や股の匂いを必要以上に恥ずかしがっているのです。極端な場合は「自己臭妄想」と言って、統合失調症の初期症状である場合もあります。

● アポクリン汗腺

　思春期になると男子も女子もアポクリン汗腺が発達して、子どもの頃にはなかった腋(わき)の匂いが出てきます。腋の匂いには個人差があり、人によっては細菌が繁殖して「腋臭(わきが)」と呼ばれる悪臭が発生します。これは確かに臭く、不潔でもあるので、皮膚科での治療の対象にもなります。しかし、客観的には腋臭がないのに、「自分の腋から臭い匂いが出ている」ととても気にする子どもがいます。それを気にするあまり、他人、特に異性のそばには近寄れなくなってしまいます。

　腋の匂いの元になるアポクリン汗腺とは何でしょうか。汗を分泌する腺組織である汗腺には二種類あり、普通のサラサラの汗を分泌するのがエクリン汗腺、それに対して粘っこく匂いのある汗を分泌するのがアポクリン汗腺（図1-7）です。エクリン汗腺は生まれた時から全身にあるのに対して、アポクリン汗腺は腋窩(えきか)（腋の下）や外陰部（性器周辺）に多く、思春期になってから発達し始めます。このことから明らかに、アポクリン汗腺は性的な成熟に関係しています。

　アポクリン汗腺が多い腋窩と外陰部の共通点は、思春期以降に発毛することです。つまり腋毛と陰毛ですが、これらは何のために生えて

39

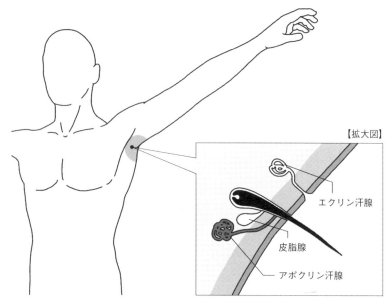

図1−7　アポクリン汗腺
脂質やタンパク質などを含む乳白色の分泌物が皮膚の細菌（常在細菌）と作用して臭いを発する。男女の"性"を繋ぐ「フェロモン」として機能。因みにフェロモンとはギリシア語の「pherein」即ち「運ぶ」と「hormao」即ち「刺激」が合体して出来た「pheromone」、「刺激を運ぶもの」という意から生まれた言葉。この成分は痛みやストレスから出る「脂汗（あぶらあせ）」にも含まれている。

来るのでしょうか。それはアポクリン汗腺が出す粘っこい汗を毛に付けて、匂いを周りに撒き散らすためです。つまり、腋窩と外陰部のアポクリン汗腺と毛は共同して身体から匂いを出すための器官なのです。

　つまり、思春期になって腋窩と外陰部に毛が生えると同時にアポクリン汗腺が発達して来ることで、男女とも自分の匂いを周囲に撒き散らすように出来ているのです。これは、自分が性的に成熟していることを周りの人たちに知らせるシグナル（フェロモン）だと考えられます。したがって、互いの身体から出て来るその匂いを「臭い」と言って嫌がるのは本来おかしなことなのです。実際、大人の男女が付ける香水

は、それぞれ男性の匂い、女性の匂いに似せて作ってあるのです。

● 性的シグナル

　ところが、文明人の世界では、いつでもどこでも発情するという訳にはいきません。たとえば、男性が満員電車の中で女性の付けている香水の匂いを嗅いで発情し、痴漢行為をしてしまったら、全面的にその男性が責められます。生物学的な意味では、性的なシグナルである香料を付けている女性にも責任があるのですが、そういうシグナルに簡単に反応しないことが暗黙の社会的ルールなのです。そのため、日常のほとんどの場面では大人の男女は無差別に発情しないように自分を抑制しています。それで、強い香料を付けている人は非常識だとして非難されます。

　それでは思春期の子どもたちの場合はどうでしょうか。思春期の子どもたちは、自分の身体が成熟して来て、それまで知らなかったいろいろな感覚や感情が出現して来ることに戸惑っています。そして、この性的な匂いもそのような新しい感覚の一つなのです。

　男の子も女の子も、小さい頃には全く気が付かなかったか、気が付いたとしても臭いとしか感じなかった大人の異性の匂いが、なんとも言えず魅力的に感じられて魅き付けられることに驚きます。好きな異性の脱いだ衣服の匂いをこっそり嗅いで、陶酔してしまうということもあります。

● 「恥ずかしい」の度合い

　しかし、他人の匂いに魅力を感じることと、自分から匂いが出ていると感じることとは全く別です。自分の腋や股からこれまでになかったような匂いが出ていると気付いた子どもは、たいていそれを恥ずか

しく、嫌なことだと感じます。それで、下着や身体の匂う部分をしきりに洗ったり、消毒したりする場合もあります。

　これが思春期特有の自意識過剰（第２章Ｑ６参照）と結び付くと、さらに厄介なことになります。腋や股の匂いは多かれ少なかれ誰にでもあるのに、自分だけが臭いのではないかと思い悩むようになるのです。その悩みがひどくなると、他人に会うことを避けるようになります。他人が近くに来ると、相手は自分の匂いに気が付くのではないかとそればかりが気になって、相手の話が聞けなくなってしまうからです。

　客観的には何も匂わないのに、自分だけが「自分から臭い匂いが出ている」と確信していて、相手は何とも思っていないのに、「相手が自分の匂いに気付いて眉を顰めた」などと確信するようになると、それは既に病的な妄想状態であり、「自己臭妄想」と呼ばれます。こうなると引きこもり傾向になり、他人に会う時はいつも不自然にビクビクしているようになります。

　自己臭妄想は思春期の子どもには時々あり、たいていは成長とともに収まってゆきますが、統合失調症の始まりの場合もあります。本人から訴えることが少ないため家族にはわかりにくい症状ですので、子どもがやたらに自分の下着を洗ったりしている場合には病気を疑ってみるべきです。

第1章　思春期とは何か──性という侵略者

思春期の女の子は生理が辛そうですが、どのように辛いのですか。また、どうすればいいのでしょうか。

月経

まず、身体に出る症状に悩まされます。痛い、だるい、眠いなどの症状です。精神的にはイライラして自分を制御出来ないようです。この辛さは「子どもを産む」ための試練なのです。

● 気分の落ち込み

　思春期に起こる身体的変化の中で、女性の場合で最大のものは、なんといっても月経（生理）が始まることです。月経は、ほぼ1か月に1回の周期で、子宮の内膜が剥がれ落ち、それに伴って膣から出血するという生理現象です。それだけであれば、身体の中でも下腹部にある子宮だけの問題ですから、出血に対する手当て（ナプキン、タンポンなど）は確かに厄介ですが、いわば軽いけがのようなもののはずです。しかし、実際には、月経は身体の一部だけではなく、身体全体と精神の状態にまで影響を及ぼすのです。

　子宮で起こることなので、下腹部が痛むのは当然と言えますが、それだけではなく、しばしば頭痛も伴い、人によっては手足の関節など、身体の他の部分の痛みも伴います。また全身がだるく、注意力が落ちて、細かい仕事がしにくくなります。音に敏感になったり、味がよくわからなかったりなどの感覚の変化も起こります。人によっては強い眠気が起こり、いつでもどこでも眠りこけてしまいます。

　また外見にも変化が現われます。月経直前には顔や全身が浮腫みま

43

す。月経が始まると浮腫は引きますが、それと交代に眼の周りが内出血で黒ずみます。また出血量が多い場合は、顔色が白っぽく、唇の色が青紫色になります。

　さらに厄介なのは、ひどく気分が沈んだと思ったら妙に陽気になったりと、気分が大きく変動することです。これらの気分症状は、月経に関わる女性ホルモン（エストロゲン、プロゲステロン／注1）の影響と考えられています。痛みに対しては、下腹部を温めたり、鎮痛薬を飲んだりすることで、また眠気に対してはコーヒーを飲むなどして対処出来ますが、この気分の変動については、自分ではどうしようもないのです。

● **不機嫌**

　月経の症状の重さには個人差もかなり大きく、女性同士でも必ずしも理解し合えません。それで、月経を理由に仕事を休む同僚について、「ずる休みだ」と決め付けて悪く言う女性もいます。私自身は男性なので、月経の症状について、実感としてはわかりません。

　しかし、家族など身近な女性が月経の時期に明らかに様子が変わるのを見ていると、大変だなと思うと同時に、不思議な気もします。というのも、一部の女性は月経が来るごとに、誰が見てもわかるほど性格が変わるのですが、それを何回繰り返しても、当の本人には自覚出来ないようだからです。

　月経の時期に、あまりにも機嫌が悪くてイライラしっぱなしなので、よほどお腹が痛いのか、それとも頭が痛いのかと推測するのですが、必ずしもそういうことではないらしいのです。とにかく気分が荒れる感じで、何を見ても何を聞いても腹が立って仕方がないらしいのです。

　しかも、今目に見えたり耳に聞こえたりするものが腹立たしいだけ

ではなく、それらと似た過去の嫌な記憶も浮かんで来るようです。嫌なことが嫌な記憶を呼び出して来て、よけいに嫌な気持ちになる訳です。それで、家族など周りの人に、ずいぶん昔の喧嘩のことをわざわざ思い出させて、くどくどと不満を言ったりするのです。それがあまりしつこいので、言われた人の方も不愉快になって、また喧嘩になってしまうこともあります。

　しかし、つまらない原因による喧嘩なのに、ものすごい形相で怒鳴り散らしたり、言い返せなくなるとワーワー泣き喚いたりするので、周りの人には本人の状態が尋常でないと感じられます。それで、「この状態は本人にはどうしようもないのだな」と思われて、かわいそうになってきます。

　それが、3日ほどして月経のピークが過ぎてしまうと、途端に憑き物が落ちたようにすっきりして、機嫌が直ります。直前の3日間とはまるで別人のように、機嫌よく鼻歌を歌ったりするのです。その様子を見て、私は病気が治った人に対するのと同じように「よかったな」と思うのですが、当の本人には自分の状態がそれほど変わったという自覚がないのです。

　また、月経と月経のちょうど真ん中頃に来る排卵の時期には、反対に上機嫌になることがあります。その時期には、家事をしながら「ラララ〜」と歌うなど、不自然なほど機嫌が良いのですが、こちらも本人には自覚がないようです。そしてそれから1週間ほどすると、また不機嫌な時期に入ってゆくのです。

● 躁うつ病

　月経による本人に自覚のない気分の変動は、躁うつ病（双極性気分障害）の症状と似ています。躁うつ病とは、何も原因がないのに、気

分が高揚して、なんでも出来るような気持になる躁状態と、反対に気分が落ち込んで生きていても仕方がないように思えてくるうつ状態を、数か月ごとの周期で繰り返す病気です。

　うつ状態が辛いのは誰でも想像が付きますが、躁状態は高揚した愉快な状態なので、一度そういう状態になってみたいと思う人もいるでしょう。しかし、実際に躁状態になってしまうと大変です。やたらに気が大きくなって、誰かれ区別なく話しかけて一人で大笑いしたり、やたらに人に奢りたくなったり、女性なら露出の多い服を着てしゃなりしゃなりと街を歩いたりします。また、なにもかもうまくいくように思えるので、いろいろなことをしたくなり、競馬などのギャンブルをやったり、株を買ったり、不動産などの大きな買い物の契約を結んでしまったりします。その結果、人間関係で大恥をかいたり、お金を使い過ぎて借金をしたりするのですが、そういう結果に気が付いた時には躁状態が終わってうつ状態に移行しますから、普通の状態よりもさらに落ち込んで、死にたくなってしまうのです。

　このように、躁うつ病の気分変動は、他人から見るとまるで漫画みたいなものなのですが、何回繰り返しても本人には自覚出来ません。躁状態の始まりの時期には、周りの人たちが「あなた、また上がって来ている（躁状態になって来ている）よ、病院に行った方がいいよ」と忠告するのですが、本人はその時は楽しい気分なので、忠告を無視してギャンブルなどに没頭してしまうのです。そしてまたうつ状態が来た時に、ひどく後悔することになるのです。

● **若年周期精神病**

　月経に伴う気分変動と躁うつ病の症状が似ていると言いましたが、異なる部分もあります。まず、一般的な躁うつ病は20代になってから

発症することが多く、発症率に男女差もありませんから、月経とは直接関係ありません。また、月経による気分変動では躁うつ病のように、借金してまでギャンブルをするような激しい躁状態や、死にたくなるほど強いうつ状態が現われることはありません。月経に伴う気分変動は、せいぜい機嫌が良い状態と悪い状態であって、本当の躁状態やうつ状態ではありません。

　しかし、それでは月経による気分変動は常に躁うつ病より軽いのかと言えば、そうとも言えないケースがあります。比較的珍しい病気ですが、北海道大学の山下 格(いたる)先生が見付けた「若年周期精神病」という病気では、普通の躁うつ病よりも激しい症状が出ます。これは、月経が始まってまだ間もない十代半ばの女の子に現われる病気で、月経が近付くたびに精神状態がおかしくなり、単なる不機嫌から、なにも原因がないのにやたらに不安がる状態、さらに何者かに狙われていると感じて恐れ騒ぐ被害妄想、そしてついには激しい幻覚に襲われる錯乱状態に至ります。錯乱状態で暴れるため、家族が面倒を見切れずに精神科の病院に入院させるのですが、数日後に月経が終わるとすぐに正常に戻ります。それを毎月繰り返すのです。

　若年周期精神病では、異常な状態になるのは月に２日から３日だけなのですが、患者の多くが中学生ですので、しばしば学校を休んで、授業に付いていけなくなってしまいます。それでは困るので、ピル（避妊薬として使われる女性ホルモンの薬）を服用して月経を止める場合があります。月経が来なければ、精神症状は出ないからです。しかし、ずっと月経を止めたままでは、将来子どもが産めないのではないかと心配になるかもしれませんが、幸い、身体が成長して月経が安定して来ると精神症状も出なくなる場合が多いので、どこかの時点でピルを中止出来ます。

● **性的アイデンティティ**

以上のように、月経は女性の身体にも精神にも大きく影響します。この月経を「子どもが産める女性の身体の自然な生理現象なのだ」として受け入れていけるかどうかは、思春期の女の子が女性としての性的アイデンティティを確立していけるかどうかに直結します（図1－8）。性同一性障害の女性は、月経を毛嫌いしていることが多いのです。保護者が女の子の成長を見守るにあたっては、月経に関連した症状について、どのような症状がどの程度現われているかに注意して観察すると同時に、本人が月経をどう受け入れているかということに気を付けてあげましょう。

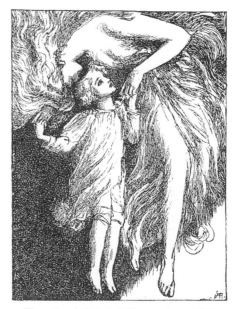

図1－8　少女から女性へ、イメージ図
少女は大人の女性になりたい、なりたくない、の境にいる。その戸惑いが、爪先が地に着かぬ「不安定」な状態に表われている。（木口木版　アーサー・ヒューズ　1870『北風のうしろの国』より）。

注1　エストロゲン、プロゲステロン　エストロゲンとプロゲステロンはともに卵巣から分泌されるホルモンで、月経の周期を形成する要素になっている。エストロゲンは女性の二次性徴を発現させる働きを持ち、プロゲステロンは子宮に作用して妊娠の準備と維持をさせる働きを持つ。月経前の時期にイライラするのは、主にプロゲステロンの作用とされている。

第1章　思春期とは何か──性という侵略者

 マスターベーションは、やめさせた方がよいのですか。
マスターベーションの善悪

 回数が多過ぎない限り健康に悪影響はなく、適当な回数は自分で身に付けるしかありません。ただし、異常な想像をしながら行っている場合は、性犯罪の準備段階になりえます。

● 仕掛けられた餌

　思春期の子どもたち、特に男の子が、誰にも言えずに悩んでいることの代表的なものが、マスターベーションについての悩みです。マスターベーションの悩みには質と量、つまりやり方についてと回数についての悩みがあります。
　ずっと昔にはマスターベーションが健康に悪いこととされ、一切しないように学校でも指導されていました。しかし今では健康に悪いという説は否定され、回数が多過ぎない限りは健康には何の問題もないとされています。
　ただし、マスターベーションの回数が多過ぎると、病気になる訳ではないにしても、疲れて何もやる気がなくなってしまいます。それは、強い快感を伴うオーガズムが、脳のエネルギーを消耗させるからです。
　大人になれば、性欲を感じてマスターベーションをしたいと思っても、今ここですると、疲れてしまって後で仕事に差し支えるなどと考えて自制することが出来ますが、マスターベーションを憶えたばかりの思春期の子どもには、その自制が出来ません。このことは、性欲を食欲に喩えれば、小さな子どもが、好きな食べ物が目の前にあると、

49

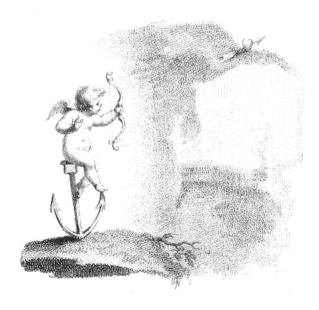

図1-9 クピド（キューピッド）
キューピッドは男女の愛を取り持つ。しかしその放つ矢は"性器"を象徴しているとも捉えられる。この幼な神の名、クピド（cupid）は「愛欲」の意。ギリシア語ではエロス。英語読みのキューピッドになって天使然としているが、この御子神の本性は"性"にある。（銅版　ペルトロ・ウイリアム・トムキンズ　1846　『愛の誕生と死』より）。

そればかり食べ過ぎてしまうことに似ています。

　マスターベーションについては、ついやり過ぎてしまうのがむしろ自然なことなのです。というのは強い快感が伴うからです。それが快感なのは、私たちが元気なうちに生殖をして子孫を残すように、いわばそれを目指して性行動をするように、私たちの脳に仕掛けられた餌のようなものだからです（図1-9）。

　オーガズムは、本来は生殖のために成熟した異性を相手に性交をすることで得るべき快感なのですが、それを一人で安易に得る方法がマスターベーションです。適切な相手を探して性交をするのは手間とエ

ネルギーのかかることですから、簡単に相手が見付かりそうもない時に、とりあえず一人で満足するための方法です。

● 想像力・快楽・自制

　マスターベーションは犬などの動物にも、性交（交尾）の相手がいない場合に見られます。しかし、動物たちは人間のようにマスターベーションをし過ぎることはありません。その理由は、私たち人間は、性交の相手がいない時にも、想像力を働かせて、まるで今相手がいるかのような気持ちになりながらマスターベーションをすることで、大きな快楽を得ているのに対して、動物にはあまり想像力がないので、そういうことが出来ないからです。

　つまり、想像力が豊かな人ほどマスターベーションで大きな快楽を得ることが出来、それだけマスターベーションがより好きになって、回数が増えるものと考えられるのです。しかも現代社会においては、アダルトコンテンツと呼ばれる性的な画像や情報がインターネット上に溢れていますので、想像力が大して豊かではなくてもいろいろ刺激される環境ですから、マスターベーションの回数が多くなりがちだと考えられます。

　適当なマスターベーションの回数については、個人差も大きく、一概には言えません。やり過ぎてしまう失敗を何度も繰り返すことで、やっと自分に適した回数を知り、だんだん自制出来るようになってゆくのが普通です。

● ストレスからの逃避

　思春期の子どもを持つ親の中には、子どもがマスターベーションをしていること自体は健康な証拠だと思っているけれども、あまりにも

回数が多いように思え、子どもの性欲が異常に強いのではないかと心配している人がいるかもしれません。

　先に述べましたように、マスターベーションを覚えたての子どもはやり過ぎてしまう傾向があります。しかし、勉学やクラブ活動に支障を来(きた)すなどの失敗を繰り返すことで、だんだんと適切な回数に落ち着いていきます。それがいつまでたっても一日に数回というような異常に多い回数のままだとすれば、確かに性欲が異常に強いという可能性もありますが、他の可能性もあります。

　マスターベーションは元来は性交の代わりに行われる行為ですが、それによって得られる快感が、別の目的に転用されることもあります。それは、ストレスに対する対処法としてです。何か面白くないことがあってムシャクシャしている時とか、誰にも相手にされなくて寂しい時など、マスターベーションをして快感を得ることで気持ちを立て直すのです。マスターベーションのことを日本語で「自慰」と言いますが、まさに文字通り自分を慰めるために行われることがある訳です。

　こういう目的のマスターベーションは、本人はたいていあまり意識せずに行っているものです。しかし、なにしろ一人で密かに出来ることですから、とても便利で、忙しくストレスの多い生活環境にあると、だんだん回数が増えていきます。そして、何かストレスを感じたらすぐにマスターベーションをするのが習慣になっていきます。

　そういう訳ですから、子どものマスターベーションの回数が異常に多いのは、性欲の問題ではなく、よほど生活上のストレスが溜まっているのか、あるいは、他のストレス解消法を知らないのではないのかと考えてみるべきです。

● 正常か異常か

　マスターベーションは一人密かにすることですし、誰にも迷惑をかけないことですから、人によってはいろいろなやり方を試し、より強い快感や新しい快感を求めてゆきます。

　マスターベーションには性器を摩擦して快感を得るという即物的な面と、想像力を働かせながらするという心理的な面があります。

　まず即物的な面では、性器を何によって摩擦するかということをいろいろ試す人がいます。物や器具を使ってする人も少なくありませんが、性器を傷めないように、ほどほどにしておくべきでしょう。おかしなことをして性器に機能的なダメージを受けて、性交が出来なくなっては元も子もありませんし、ちょっとけがをして痛んでも、恥ずかしくてなかなか受診出来ず、どんどん悪くしてしまうことが多いからです。

　一方、心理的な面では、自分の好きな相手との性交を想像しながらするのが基本ですが、男性の場合はもっと単純に、女性の裸体の画像に反応して興奮し、思わずマスターベーションをしてしまうということが多いでしょう。

　マスターベーションの際にどんな相手を想像するかについては、個人の内面の問題であって、本来自由であるはずですが、社会との関係では複雑な問題があります。西洋諸国では数十年前までは同性愛が罪悪だとされていましたから、マスターベーションの際に同性愛的な想像をしているということは、絶対に他人に知られてはいけないことでした。しかし、現在では同性愛は社会に許容され、そういう想像をすることも罪悪ではないとされています。

　その一方で、未成熟な子どもを性的な対象とすることについては、昔よりも社会の眼が厳しくなっており、未成熟な子どもとの性交を想

像しながらマスターベーションをすることは犯罪者予備軍と見なされるようになっています。思春期の段階では本人自身がまだ子どもなので、子どもを性的空想の対象としていることが異常かどうかについては、大人の場合に比べて判断しにくいのですが、そうは言っても対象が幼児の場合は異常と考えて注意すべきでしょう。

● **女の子の性欲**

　女の子もマスターベーションをしますが、男の子に比べて個人差が大きく、全くしないという子どもも多いようです。女の子の場合は、マスターベーションは思春期よりも、むしろ幼児期に問題になることが多いです。

　男の子も女の子も幼児期から性器いじりはするのですが、性器の構造の違いによって、女の子の方がオーガズムを得ることが容易なのです。男の子は思春期に入って射精が可能になるまでは自分でオーガズムを得ることは難しいのですが、女の子は性器を床や家具の角に擦りつけたり、両足を交差させて力を入れることでオーガズムを得ることが出来ます。そういう行為を憶えた女の子が、頻りにそれをする場合がありますが、普通は一時的なもので、そのうちにしなくなります。

　思春期に入った女の子が、ムラムラと性欲が湧いてくるのを感じて、小さな頃にしていたマスターベーションを思い出したように再開することがあります。それでも自分でコントロール出来ていれば、何も問題はありません。しかし、稀に自分でコントロール出来ず、一日中セックスのことばかり考えてしまう女の子もいるようです。そういう子どもはいわゆる「出会い系」などに興味を持ち、おかしな大人の男の餌食になってしまう危険があります。

　ですから、そういう子どもは間違った行動に走ってしまう前に心理

療法を受けて、性欲をコントロールする方法を身に付けるべきなのです。しかし、性欲に関することは親にも教師にも友だちにも相談しにくいので、治療を受けるところまではなかなかいかず、実際に治療を受けるのは何か問題が起こってしまった後であることがほとんどです。

● **暴力と性**

　もう一つの重要な問題は、男の子における暴力と性の結び付きです。コラムで述べています「元少年Ａ」はもちろん極端な例ですが、男の子の性欲が相手を傷付け、命を奪うような暴力に繋がるということは、必ずしも異常なこととは言い切れません。

　というのは、男は自分の性欲を満たすために、相手を暴力的に支配しようとする傾向がありますし、性欲の対象が恋愛や慈しみの対象ではなく、攻撃・破壊の対象となることも多いからです。たとえば、自分自身がいつ殺されるかわからない戦場では、そのような男の本性が露骨に現われ、相手を選ばないレイプが頻発します。

　戦場のような特殊な場合でなくても、近年「デートDV」などと言われているように、性的な関係になった相手に暴力をふるう男はよくいます。男にとって、相手を性欲の対象にすることと、暴力によって支配することとは意外に近いのです。これは男性の本能に基づくことだと考えられますが、もちろん相手の女性の観点からは許されないことです。

　ですから、男の子の性欲が暴力的な方向に発展しないよう、監視することは必要です。そのために、男の子がマスターベーションをする際に、暴力的なイメージと結び付いていないかということには十分注意するべきです。

コラム 「元少年Ａ」の異常心理

　マスターベーションが大きな犯罪に繋がってしまった特異な例と考えられるのが、1997年に神戸で起きた連続児童殺傷事件です。

　この事件の犯人で、当時14歳だった「元少年Ａ」が、2015年に『絶歌(ぜっか)』という本を出版しました。この本の出版については、自分の起こした事件を題材にして金儲けをするものだと批判されましたが、実際の内容は、陰惨な事件を克明に描いた悪趣味なものではなく、むしろ事件に至るまでの時期と、医療少年院から退院した後の生活の中での、「元少年Ａ」の内面生活が文学的な筆致で描かれた、心理学的に大変興味深いものでした。

　その『絶歌』の中に、友だちだった小さな子どもを殺して首を切り落とすという残酷な犯罪に至る異常心理の発展に、マスターベーションが大きく関係していたことが書かれています。「元少年Ａ」の異常心理については、それまでもいわゆる快楽殺人であるとか発達障害の影響であるとか、いろいろ言われて来ましたが、この部分は、本人がわざわざ告白した内容ですので、事件との関係で重要だと思われます。

● 元少年Ａと母親

　「元少年Ａ」が二人の児童を殺害し、一人の児童に重傷を負わせる事件を起こす一年ほど前に、彼の祖母が亡くなっています。彼には弟が二人おり、母親は弟たちへの見せしめと

いう意味で長男である彼を厳しく躾けたようです。そのために、彼は母親との関係が悪く、同居していた祖母になついていました。母親に叱られると、祖母の所に行って慰めてもらっていたようです。

● 祖母の死

　その祖母が突然入院し、あっという間に死んでしまったことに、彼は衝撃を受けました。彼には祖母の死を受け入れることが出来ませんでした。その後、彼はしばしば祖母の遺骨と遺影が置いてある祖母の部屋に行って、一人で祖母との楽しい思い出に浸っていました。その部屋には祖母が使っていた肩こりマッサージ器が置いてあり、その電源を入れて何気なく自分の身体に当てているうちに、性器に当てて快感を得ることを憶えてしまいました。つまり、彼はマスターベーションを性欲の発露としてではなく、死んだ祖母との楽しい思い出に浸ることに結び付けてしまったのです。このことが、彼の中で死と性が結び付くきっかけだったと、彼自身が述べています。

● サスケの死

　「元少年Ａ」が祖母を亡くして間もなく、今度は長年家族で可愛がっていたサスケという名の飼い犬が死んでしまいました。そのことも彼にとってはショックでした。サスケがいなくなった後、彼の母親は余ったドッグフードをサスケが食べていた皿に入れて、近所の野良猫に食べさせていました。彼はそのことを、サスケの物を野良猫が盗っていると感じ、

野良猫のことを激しく憎みました。そしてある日、野良猫に石を投げて攻撃し、最終的に殺してしまったのです。抵抗する猫を苦しめ、息の根を止める過程で、彼は異常に興奮し、射精したといいます。

　これ以後、彼は野良猫を捕まえて、苦しめて殺すことを繰り返すようになりました。その残虐行為は性的興奮を伴い、彼にとってはマスターベーションになっていたのです。さらにこの残虐な快楽がエスカレートして、人を殺して解体することを想像しながらのマスターベーションを繰り返した結果、どうしてもそれを実行したくなり、あの事件を起こしてしまったのです。

● 快楽殺人

　「元少年Ａ」のマスターベーションは二つの形をとっています。一つは祖母が亡くなった寂しさを紛らわすために性的快感を利用するもので、これは本文で述べていますように、ストレスに対する対処と見なされます。彼自身はマスターベーションを憶えたのが祖母の遺影の前だったので、このことで性と死が結び付いたのだと述べていますが、客観的には、これだけなら偶然とも言えますし、殺人事件に発展する要素はなかったでしょう。

　問題なのはもう一つの形で、猫を虐待して殺すという残虐行為を伴っているものです。そこでは残虐行為自体が性的快感になっており、しかも次第に残虐さがエスカレートして、猫では我慢出来なくなっています。これはいわゆるサディズムの概念にも収まらないもので、結局は殺人に至っている訳

第1章　思春期とは何か——性という侵略者

> ですから、やはり快楽殺人と言わざるを得ない奇怪な衝動です。
> 　どうしてこの「元少年Ａ」にそのような異常な衝動が生じたかということは、彼の持つ特殊な素質による部分もあると思われます。しかし、あの残虐な事件を起こしたのは、性衝動が異常な方向に発展した結果だったということにも大きな意味があります。

 セックスは、何歳からさせてもよいのでしょうか。

中高生とセックス

 現実では低年齢化していますが、法的には18歳以上と考えるのが妥当でしょう。妊娠・出産・子育てという問題を抜きにセックスを考えることは出来ません。避妊の指導も大切になって来ます。

● **性交可能年齢**

　昨今、高校生同士のカップルがセックスをしていることは当たり前になっています。それどころか、中学生の子どもがセックスをしているらしいと気付いた親が驚き、動揺して、子どもを叱るべきなのか、それとも放っておいた方がよいのか、誰に相談したらよいのかもわからず、悩んでいることも少なくないのです。一体、子どもが何歳になったらセックスをさせてもよいのでしょうか。

59

この問題に対する答は一つではなく、何を重視するかによって大きく変わって来ます。

　まず、純粋に生物学的に考えるなら、思春期とは春機発動期であり、生殖が可能になる年齢ですから、女性は月経が始まったら、男性は精通が始まったら生殖活動つまりセックスをすべきだと考えられます。実際、月経が始まる前の女の子が結婚させられ、月経が始まって間もなく妊娠して子どもを産むということがあります。そういう、特に女の子をまだ子どものうちに結婚させるということは、現在でも外国の未開な地域ではよくありますし、日本でも昔はありました。

　しかし、人間は他の動物とは違って、春機発動期にいきなり大人になる訳ではなく、一人前になるまでには、それからさらに長い時間がかかります。なぜかと言うと、人間は本能だけで生きている訳ではありませんし、複雑な社会の中で生きているからです。生殖が可能になったからと言ってすぐに結婚して子どもを産んでも、現代の複雑な社会の中で自立して生活しながら、うまく子どもを育てることは出来ないので、一人前の親にはなれないのです。一人前の親になれないことがわかっているのなら、子どもが出来る可能性のあるセックスをするべきではないでしょう。

　それでは、何歳からセックスをしてもよいのでしょうか。まず法律上はどうなっているのかを見てみましょう。

● **法的な年齢解釈**
　刑法に性的同意年齢は13歳であるという規定があります（表1−2）。これは性交をすることへの同意が可能になる年齢が13歳だという意味で、逆に言えば13歳未満の子どもには性交への同意が出来ないということです。性交に同意出来ないとはどういう意味かというと、13歳未

第1章　思春期とは何か——性という侵略者

表1−2　刑法の十三歳に関係する条文

第二十二章　わいせつ、強制性交等及び重婚の罪のうち（第176条、第177条）
（強制わいせつ）
第百七十六条　十三歳以上の者に対し、暴行又は脅迫を用いてわいせつな行為をした者は、六月以上十年以下の懲役に処する。十三歳未満の者に対し、わいせつな行為をした者も、同様とする。

（強制性交等）
第百七十七条　十三歳以上の者に対し、暴行又は脅迫を用いて性交、肛門性交又は口腔性交（以下「性交等」という。）をした者は、強制性交等の罪とし、五年以上の有期懲役に処する。十三歳未満の者に対し、性交等をした者も、同様とする。

思春期の中でも取り分け13歳は大切な区切りの年齢。女の子は「十三参り」という成女戒（成人式）をする。

　満の子どもが、脅されていやいや性交をした訳ではなく、自分から進んでしたとしても、それはその子どもの自由意志とは認められないということです。つまり、大人が子どもを唆（そそのか）して、子どもが進んでその大人との性交に応じたとしても、それは法的には大人が子どもに性交を強制したものとして扱われ、強制性交等罪（きょうせいせいこうとうざい）（強姦罪）が成立するのです。

　この刑法の規定からすると、少なくとも13歳未満の子どもはセックスをすべきではないと考えられます。子ども同士のセックスについては犯罪にはなりませんが、同意が出来る年齢に達していないとされている訳ですから、当然するべきではないと考えられ、不良行為と見なされます。

　ところで、刑法というものは明治時代に決められてからほとんど変更されていませんので、時代に合わなくなって来ている部分もあります。13歳からセックスをしてよいというのも、義務教育が尋常小学校の５年間だけで、12歳から大人扱いされていた時代に決められたことですから、中学３年生の15歳まで義務教育があり、大多数の子どもが

高校３年生の18歳まで教育を受けている現代には合っていません。

そこで、現在では各都道府県が独自に「淫行条例」という規則を作っており、事実上18歳未満の性交を不良行為と見なしています。「淫行」というのは、大人が18歳未満の子どもとセックスをすることです。つまり、現在では、大人が18歳未満の中学生・高校生を唆してセックスをした場合、大人の一方的な責任として罰せられるのです。

しかし、18歳になるまで性交に同意する能力がないというのは、少し保護し過ぎではないかとも思われるでしょう。また、高校３年生の途中で18歳になる訳ですので、高校生同士のカップルで、片方が18歳になっており、もう片方が18歳未満の場合に、両者の合意による性交が、前者による後者への強制と解釈される可能性があり、この可能性はややこしい問題を引き起こします。

即ち、高校生のカップルが合意して性交しているのに、年下の生徒の親が年上の生徒とその親を訴えるという場合があるのです。実際には、こういう場合は条例が柔軟に解釈され、高校生同士が真剣な恋愛の結果として性交をしたのなら、片方だけが18歳になっていても淫行には当たらないとされます。

しかし、高校生がセックスをすること自体は悪いことではないのでしょうか。これについては、まず民法で結婚可能年齢が男性は18歳以上、女性は16歳以上と規定されていますので、高校生の女子は結婚出来ることになっており、当然セックスをする年齢だと考えられていることになります。しかしこの規定もまた明治時代に決められたものなので、現在の社会状況には合っておらず、また男女で結婚可能年齢が違うということは、男女差別的な考えが前提にあるものと考えられますので、この民法の規定は2018年３月に改正されて、2022年４月から男性・女性とも18歳以上になる予定です。

● **教育年数の延長**

　このように見て来ると、時代とともに教育年数が延び、それに従って性交開始年齢が上がって来ているのがわかります。これはあくまでも、社会の複雑化とともに教育年数が延びて来たことによるのであって、生物学的な生殖可能年齢が遅れて来ている訳ではありません。むしろ、昔より栄養が良くなっている分、発育が良くなり、生殖可能年齢は下がっていると言われます。

　したがって、当然のこととして、現代でも18歳未満でセックスをしている子どもは少なからずいるのです。むしろ、昔なら10代後半の男女は社会の中で働いていて、大人扱いされていたので、セックスをしても当然のこととして問題にならなかったのに、社会の側の変化によって、彼らを子ども扱いするようになったために、重大な問題として取り上げられているだけのことなのです。

　ただ、そうはいっても、高校生が自由にセックスした結果、女子生徒が妊娠してしまうのはどうでしょうか。妊娠した場合、中絶するのか出産するのかで、その後の女子生徒の運命が大きく分かれて来ます。

　妊娠中絶をすることは、たいていの女性にとっては心理的にかなり苦痛なことです。あるいはその時には何も感じなくても、後になってひどく後悔する場合もあります。しかも悪くすれば、その後の妊娠が出来なくなったり、身体に悪影響が出る可能性もあります。

　一方、出産する場合は、生まれてくる子どもをどうやって育てるのかが大きな問題になります。相手の男性も高校生である場合、すぐに結婚して女性と生まれてくる子どもを養っていけるというケースは少ないでしょう。結局は女性の母親か男性の母親が育てることになる場合がほとんどなのです。一方、相手の男性が社会人で、すぐに結婚して女性と子どもを養うことが可能である場合は結婚するでしょうが、

その場合でも、妊娠し、結婚した女子生徒が高校を中退せずに卒業できる可能性は低いと考えられます。現在でも「不純異性交遊」を一切認めず、生徒がセックスをしていることが発覚すれば即退学という学校もありますし、それほど厳しい学校でなくても、妊娠した女子生徒は通学が認められないことが多いのです。またもし妊娠中の通学が認められたとしても、出産した後は女子生徒の方が赤ちゃんの世話で大変になり、自分から退学する場合も多いのです。

　好きな相手との間に出来た子どもを産んで育てること自体は幸せなことですが、あまりに早く産んでしまうと、女性が持っていたはずの将来についてのさまざまな可能性を捨ててしまうことにもなります。また、若い時の恋愛は長く続かないことが多いので、シングルマザーになってしまう可能性も低くはありません。

　シングルマザーとしての生活の困難から、別の男性と暮らし始め、それが子どもへの虐待のきっかけになることがよくあります。そうなると自分だけでなく、子どもまで不幸にしてしまうことになるのです。

　以上のような現実の条件を真面目に考えると、高校時代に妊娠することは避けたいはずです。ましてや、義務教育を終えていない中学時代に妊娠することは避けるべきでしょう。したがって、中学生・高校生には、セックスをするならくれぐれも妊娠しないよう、避妊をしっかりするよう指導すべきです。妊娠して悩むのは女子生徒ですから、特に女子生徒の母親にこの指導の責任がかかってきます。お母さんは覚悟を決めて娘さんに忠告して下さい。

第1章　思春期とは何か──性という侵略者

思春期の子どもたちの恋愛は、必ずセックスに発展してしまうのでしょうか。

恋愛の行方

子どもの場合は「恋の目的地」が見えていないので、「恋に恋する」段階で留まる場合も多くあります。ただ、恋愛関係が性的関係に変質してしまうと、本能の制御が出来なくなります。

● 恋愛感情と性

　思春期の子どもを持つ親は、子どもが誰か異性を好きになっていることに気付くと、「この子もそんな年頃になったんだな」と微笑ましく思うものですが、その相手と相思相愛になり、付き合っていると知ると、今度は不安になって来ます。恋愛が発展して、相手と性交（セックス）をしてしまうのではないか、そうなることで本人の将来に大きな影響が出るのではないかと心配になるからです。

　昔と比べると、中学生・高校生の恋愛（図1-10）についての考え方は自由になっているとはいえ、性交をする関係になれば妊娠の可能性があり、そして出産すれば本人の将来に大きく影響してくることは今も昔も変わりませんから、親として心配になることは当然です。

　昔は性交を伴わない「清い交際」という概念がありましたし、逆に性交を伴えば「不純異性交遊」と呼んで悪く言われました。これらの概念は、若者の性交を一概に不良行為と見なして断罪する考え方に基づいているので、現在では非現実的・欺瞞的と見なされて否定されています。生物学的に考えれば、恋愛は生殖のための行動であり、恋愛が性交に発展するのは当然のことだからです。

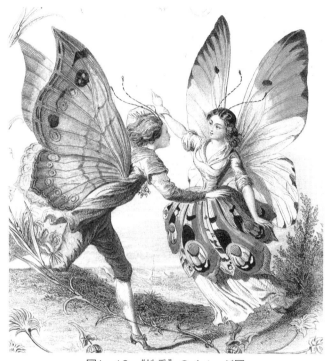

図1－10 "性愛"のイメージ図
擬人化した蝶の性愛の様子。美しく幼ない男女。"蝶"は"性"を表わす。この形に意味がある。リボンの蝶々結びも「性の象徴」である。(手彩色銅版 アメデ・ヴァラン 1852 『蝶』より)。

　しかし、ここで「恋愛は必ず性交に発展するのか？」という疑問を持つ人もいるのではないでしょうか。これは大人にとっても十分ありうる疑問だと思われますが、大人と子どもでは話が違いますので、ここでは子どもに限って考えてみましょう。
　子どもの発達との関係から考えてみると、性交の能力は思春期まで整わないのに対して、恋愛感情は明らかにそれより早く現われます。初恋は平均でも思春期以前の小学生時代ですし、早い人では幼稚園時代です。そして初恋は普通、性的な要素を含んでいないように思われ

ます。

　確かに、小学生でも、好きな女の子が口を付けたコップや縦笛をこっそり舐めたりする男の子がいます。そういう例では、相手との身体的接触を求めていると考えられ、その気持ちを性欲と見なすことが出来ると思われます。しかし、そういう例が小学生の初恋の典型だとは思われません。

　初恋は、一般的にはもっと精神的なものです。恋する子どもたちは、相手の顔を見たり、声を聴いたりするだけでドキドキします。そして、なんとか相手の興味を引きたいと思って、相手の好きな物を知ろうとしたり、相手と言葉を交わす機会を作ろうとしたりします。もちろん、大人の男女の恋愛でもそういうことから始まるのですが、大人の場合は最終的には性交に至るという道筋が見えています。ところが、子どもの場合は恋の目的地が見えていないのです。

● 「恋に恋する」

　「自分の好きな相手が自分のことを好きであってほしい。そして、もしそうであったら、二人きりで会って話したい」。そこまでは想像しているのですが、それからどうするのかというイメージはないのです。子どもたちは、そこまでの想像だけでとても興奮してしまうのですが、その興奮は明らかに性的興奮とは質が違い、精神的な興奮なのです。

　相手と二人きりで話したいという気持ちが、友人たちの手助けもあって、うまく相手に受け入れられて、ついに実現した場合は、二人だけで会う直前に精神的興奮のピークが来ます。ところが、いよいよ会ってしまうと、お互いどうして良いかわからず、白けた感じになって、興奮は覚めてしまうのです。

　これは、まだ身体が十分成熟していないために、二人だけで会って

から性交に至るまでの手順がわからないのだという解釈もあるでしょうが、そういうことではないように思われます。そうではなく、二人だけで会うまでに自分が持っていた期待に見合うものが相手にないと感じるからだと思われます。

しかもそれは、大人の恋愛でよくあるように、相手が思っていたほど優れた人ではないことがわかったということではないのです。そもそも、初恋の場合、相手のイメージは現実的ではありません。「相手はこんな人だろう」という具体的なイメージは何もなく、「とにかく素敵だ、好きだ」という気持ちしかないのです。ですから、子どもたちが感じるのは「会ってみたらイメージと違った」というような具体的なギャップではなく、「なんとなく、こんなはずではなかった」という漠然とした失望感なのです。

これは、昔から「恋に恋する」と言われる状態です。つまり、生まれて初めて誰かを好きになり、恋愛感情が燃え盛っている状態を初めて経験して、自分でその状態に酔い痴れているのです。そういう場合、好きになった相手は単なるきっかけであって、実際には自分の中にある理想的な相手のイメージに対して恋をしているのです。それで、現実の相手を間近に見ると、必ず幻滅してしまうのです。

そういう訳ですから、互いに好意を持って成立した中学生のカップルは、あるいは高校生のカップルでもそうかもしれませんが、周りからは「理想のカップル」として羨ましがられ、憧れられても、本人たちはむしろ覚めていることが多いのです。それで、卒業後、互いに別の学校や進路を選ぶと、そのまま別れてしまう場合が多いのです。そしてそういう場合、結果として「清い交際」で終わる訳です。

初恋においては、自分一人で「恋に恋し」て酔い痴れていて、相手の実像がほとんど関係しないので、性交には結び付かないということ

を説明しました。しかし、恋愛において、相手の実像をはっきり捉えているからといって、必ずしも性交や性欲に結び付く訳でもありません。

● **恋愛と性欲**

　急激に性欲が出て来る思春期の男の子は、女性モデルのヌードや水着のグラビアに性欲を刺激され、強く魅かれるようになります。小さな頃は女性の大きな乳房を見ても何も感じなかったのに、急に強い魅力を感じるようになるのです。しかし、これは恋愛感情とは少し、あるいはかなり違う感情です。この感情、つまり性欲は、自分ではコントロール出来ないという点では恋愛感情と同じですが、恋愛感情が緊張感を伴うのに対して、リラックスした感じを伴う点が大きく違います。これは、恋愛感情が相手の視線を意識しているのに対して、性欲は意識していないからです。

　そのことと関連して、恋愛感情は同時に複数の相手には向かいにくいものですが、性欲は無制限に多数の相手に向かいます。つまり、恋愛の相手は一人が基本ですが、性欲の相手は不特定多数なのです。これが大人の男性に浮気が多いことの主な原因なのですが、女性でも同じように、恋愛感情の相手と性欲の向かう相手が違うことはあるように思われます。

　現代の高校生のカップルでは、よく女の子が「彼氏の要求を拒否したら嫌われてしまう」という恐れから、自分は性欲を感じていないのに、相手の性欲に応えてしまうことがあるようです。しかし、実際は男の子にとっても恋愛感情と性欲は別であって、相手の女の子のことを大事に思っていれば、自分の性欲を一方的に受け入れさせようとはしないものです。

これはとても重要な点です。というのは、この点において、やはり恋愛感情と性欲は違うものだということが示されているからです。

しかし、現代の高校生たちは、その区別を自分たち自身でなし崩しにしてしまっているのです。つまり、男の子の方では、いつも性欲を持て余していますから、一旦性欲を受け入れてくれた相手には、いくらでも受け入れてもらおうとしてしまいます。また、女の子の方も、躊躇したあげくに一度性交をしてしまうと、それが相手の好意の表現だと勘違いして、どんどん受け入れてしまうのです。その結果、二人の恋愛関係は性的関係に変質してしまうのです。

性交は本能的な行動であって、一旦発動してしまうとなかなか自分でコントロール出来ないものですから、性交をする前にはよくよく考えるべきです。

 思春期の子どもたちは、どうしてあんなに恥ずかしがりなのでしょうか。

恥ずかしがり

 幼児の甘えを卒業し、大人の中で一人前と認められたい気持ちが出て来たために、かえって自信のなさに直面しているのです。辱めないように、励ましてあげて下さい。

● 甘えの消失

思春期は性の目覚めの時期であると同時に、社会性の目覚めの時期でもあります。この二つの目覚めが同時に来ることには深い理由があ

ります。

　動物（哺乳類）は一般に子ども時代は親に庇護されて育ちます。子どもはそのうちに身体が大きくなり、性的に成熟して来ますが、性的に成熟したからといって、それだけで独立することは出来ません。独立するためには、自分で餌を取ることが出来なければなりません。

　草食動物が群れと一緒に移動しながら、餌になる植物を食べれば良いのに対して、肉食動物は他の動物を捕まえなければならず、自分で餌を取ることに技術が必要なので、親は子どもを独立させるために、厳しく訓練します。そして、訓練の結果、やっと自分で餌が取れるようになったら、親の庇護から離れて独立し、それからようやくパートナーを見付けて、自分の子どもを作ることが出来るのです。

　では人間はどうかというと、原始的な時代には猿と同じように、個人個人が各々自分で餌を探し回っていたものと考えられますが、現在では状況が全く違います。人間は高度に社会的な動物であって、個人は集団（社会）の中である役割を割り当てられて、その役割をこなすことによって、自分の食糧にあずかれるのです。つまり、人間が一人前になるには、自然環境の中で餌を取る技術よりも、むしろ集団の中でうまく適応する技術の方が重要なのです。それで、人間は性的に成熟して来るのと同時に、集団の中で一人前のメンバーとなるための社会性が目覚めて来るのです。

　幼い子どもは、大人たちに甘えて庇護してもらえばよいので、本能的に愛嬌を発揮して、可愛がられます。それが、思春期になると、子ども自身に大人に甘えたい気持ちがなくなり、客観的にも可愛げがなくなります。これは、その子どもが、もはや大人に庇護される存在ではなくなって、大人の集団の中で一人前のメンバーになろうとしているシグナルなのです。

しかし、もちろん一足飛びに一人前になる訳ではありません。大人になるためには、さまざまな知識や技術、責任感や倫理を身に付けなければなりません。その準備がまだ整っていないため、思春期の子どもたちは、大人たちからの視線に対して緊張します。自分が大人たちから何を求められているのか、その求めに対して自分が十分に応えられるのか、それがすぐには摑めないので、どういう態度をとってよいのかわからないのです。

● **自尊心と不安の衝突**

　大人の集団の中で一人前のメンバーとして認められたいという自尊心と、自信のなさが衝突して、全身が緊張し、顔面が紅潮します。これが思春期の子どもたちの恥ずかしがり（シャイネス／注1）の原因なのです。

　ですから、思春期の子どもが恥ずかしがることは、ある程度までは正常な発達過程です。普通はだんだん自信が付いて来て、大人からの視線に対してやたらに緊張することは無くなり、恥ずかしがりは緩和していきます。

　しかし、本人の素質により、また周囲の人たちから辱しめられたという体験によって、この思春期特有の恥ずかしがりが強まり、また長引いて、引きこもり傾向になってしまうことがあります。一度引きこもりになってしまうと、大人の前に出ないで済む状態に安住してしまい、なかなか社会生活に戻れません。ですから、周囲の大人は、恥ずかしがっている思春期の子どもに対して、辱しめになるような言葉をかけないように気を付けるべきです。

　また、この思春期の恥ずかしがりについては、文化的影響もあるように思われます。わが国の文化は、集団の中で自己主張をすることに

対して極端に抑制的ですので、この恥ずかしがりに対しては逆に肯定的なのです。そのために、クラスの多数派が思春期の恥ずかしがりを示すようになる中学生の時期から、教師が生徒に意見を求めても発言をしなくなり、誰もが出来るだけ目立つことを避けようとするようになります。

しかもそれが、思春期を過ぎているはずの大学生になっても続き、自主性が重んじられる大学の授業においてさえ、学生たちはみな教室の後の方に座って、意見を求められても押し黙っているのです。学生たちはそれが当たり前だと思っているようですが、これは世界的に見ると極めて消極的で、評価されない態度なのです。こういう傾向は、わが国の文化の欠点だと認識して、是正してゆきたいものです。

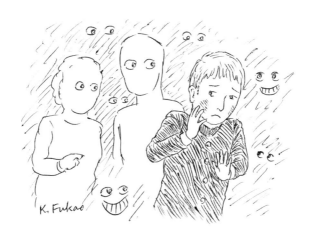

注1　シャイネス　対人関係において不安を感じる傾向、またそのために人との接触を避けようとする状態。

第2章

思春期の
こころの風景

——一人前の身体と半人前の
こころ

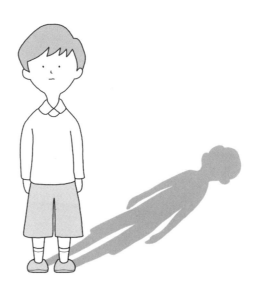

どうして、思春期の子どもはいつもつまらなそうなのですか。

つまらなそう

 想像力を駆使して遊んでいた子どもたちに「現実」が侵入し、大人の世界へ連れていこうとします。子どもたちは抗います。しかし「現実」の力は強く、この過程の不快さが「つまらなそう」なのです。

● 想像力と"ごっこ"遊び

　思春期の子どもはよくつまらなそうな顔をしています。大人から見れば、若く元気で、まだいろいろな可能性がある年頃ですから、楽しくて仕方がないはずなのに、どうして思春期の子どもたちはいつもつまらなそうなのでしょうか。

　幼い子どもは、不安になるような状況でなければ、どこでも楽しく遊べます。それはなぜかと言えば、幼い子どもはどこででもすぐに楽しい想像の世界に入り込めるからです。来たことのない場所に初めて連れて来られると、幼い子どもたちはすぐに目を輝かせてそこにある目新しい物に近付き、ごっこ遊びを始めます。男の子ならそこにある物を山や島、あるいは基地に見立てて"冒険ごっこ"に入り込みますし、女の子ならそこにある物を家具や食器、あるいは食べ物に見立てて"ままごと"に入り込みます。

　4歳から5歳になると、同年代の子どもたちと集団で遊ぶことが出来るようになりますが、それも最初はたいていごっこ遊びです。男の子たちは探検隊の隊長役と隊員役、あるいは海賊や怪物などの敵役に分かれて集団で冒険ごっこをするようになりますし、女の子たちはお

第2章　思春期のこころの風景──一人前の身体と半人前のこころ

母さん役と子ども役、あるいはお客さん役などに分かれて集団でままごとをするようになります。こういう子どもの集団での「ごっこ遊び」では、想像の世界が共有されていることが重要です。他の子どもたちと想像の世界を共有出来ない子どもは、仲間はずれにされてしまいます。

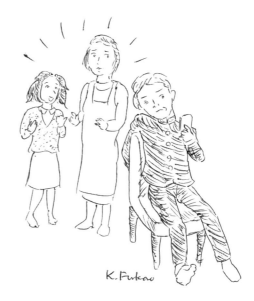

　7歳から8歳になると、ごっこ遊びは減って来ますが、それに代わって鬼ごっこやかくれんぼなどの集団ゲームで遊ぶことが増えて来ます。集団ゲームにおいては、一見ごっこ遊びのような想像の要素は目立ちませんが、ゲームのルールを守らなければならないということ自体が現実にはない虚構ですから、やはり一種の想像の世界と言えます。即ち、ゲームの世界では、ルールを破ることはあってはならないことであり、破った子どもは罰を受けるか、仲間はずれにされてしまいます。

● 現実の侵入による想像力の衰え

　このように、思春期以前の子どものこころの世界は現実よりも想像の支配力が強く、子どもはどこででもすぐに想像の世界に入り込むことによって、時を忘れて楽しく遊ぶことが出来るのです。ところが、思春期に入ると、それが出来なくなって来ます。なぜかと言えば、思春期には現実の感覚が発達し始めて、それまではほとんど感じられず、

気になることもなかった大人の世界が少しずつ感じられるようになって来るからです。思春期の子どものこころの世界には大人の世界の現実が染み込んで来るために、想像の支配力が急速に衰えて来るのです。

　大人の世界にも楽しいことはありますが、子どもが理解出来ない厳しい現実に向かい合うことが多いことは確かです。大人が子どもたちを厳しい現実から隔離して保護しているからこそ、子どもたちは想像の世界で楽しく遊んでいられるのです。思春期の子どもたちはそういう事情を理解し始めるのですが、とは言っても突然一気に理解出来る訳ではありません。楽しくも面白くもない大人の世界の現実が、自分の世界に入り込んで来て支配し始めていることを、当然ながら思春期の子どもたちは不快に感じます。しかし、現実の力は強く、それに想像力で対抗することは不可能だということを感じて、嫌々ながら受け入れてゆきます。この過程の不快さ、受け入れがたさこそが、思春期の子どもたちがつまらなそうにしている理由なのです。

● **想像の共同体の破綻**

　思春期の子どもたちは、それぞれの家庭や社会環境の中で、つまらない現実に支配されていると感じるようになります。それに対抗するための努力として、一緒にごっこ遊びや集団ゲームをやって来た同年代の友人たちと、想像の共同体を作り出す場合があります。子どもたちは数人でグループを結成して、そのグループに空想的な名前を付けたり、「世界を生まれ変わらせるために結成されたエリート集団」などという架空のアイデンティティを設定し、ある程度厳しい掟を作って守り合ったりします。

　ただし、そういうグループは現実に対抗しようとするからと言って、必ずしもあからさまに親や教師に逆らう不良グループになる訳ではあ

りません。むしろ、ひそかに通信し合うだけで外見や行動の上では目立たない、秘密のグループである場合が多いのです。そこでわざわざ厳しい掟を作って守ったりするのは、必ずしもその活動を秘密にしておく必要があるような犯罪的集団だからではなくて、むしろ集団ゲームの延長で、ルールを決めること自体が想像力を刺激するからなのです。お互いにルールを守り合っている間は、その想像の共同体が実在して、現実に対抗出来ているように感じるのです。

しかしこういう想像の共同体はいずれは破綻し、解消します。同年代のメンバーたちが、それぞれを取り巻く現実に引っ張られ、一人また一人と抜けてゆくからです。思春期の子どもたちが行うグループ活動は、いずれは現実に降参することになるという憂うつな予感の中で、力を合わせて試みる悲壮な悪あがきなのです。

 どうして、いつもだるそうなのですか。

「だるい」は生理現象

 決して怠けている訳でも、疲れている訳でもないのです。身体の現状と脳がうまく繋がらず、そのため身体を自由に動かせないのです。身体の成長と脳のズレが「だるい」となるのです。

● **身体が動かない**

思春期の子どもたちは、いつもだるそうにしていて、だらしない姿勢をしていたり、すぐに「だるい」と言葉に出します。大人たちはそ

れを見て、「若くて一番元気な時なのに、なにがだるいのか。気持ちが弛んでいるからだ！」と腹を立てて叱ります。思春期の子どもたちは、なぜだるそうなのでしょうか。

「だるさ」とは、身体を動かそうとしても、思うように動かない状態に対応する感覚です。長距離を歩いた後や、山道を登った後には足腰がだるくなりますし、遠泳をした後なら全身がだるくなります。それらの場合は、激しく使った筋肉が疲労しているため、実際に動かそうとしてもいつものようには動かなくなっています。しかし、思春期の子どもたちは、特にきつい運動をしていなくても「だるい」と言います。しかもただそう言うだけでなく、実際に全身がだるいような姿勢を取ります。つまり、思春期の子どもたちの身体は、激しい運動をして筋肉が疲労している場合でなくても、思うように動かないのです。それはなぜなのでしょうか。

● 脳の運動イメージ

逆に、身体が思うように動くとはどういうことかを考えてみましょう。自転車の乗り方やスケートの滑り方など、それまでやったことのない種類の運動を初めてやってみる時、誰でもうまくやれず、自分の身体が思うように動かないと感じるでしょう。その場合は、他人がその運動をしている様子の視覚イメージがあるだけで、自分の身体の方に、どの筋肉をいつどのくらい動かすかという「運動イメージ」が出来ていません。いろいろ試行錯誤し、練習を重ねて、やっとうまく出来るようになったなら、それは自分の身体に運動イメージが出来たということです。

いったん運動イメージが出来てしまうと、その運動を繰り返し実行することで、ますますやりやすくなり、そのうちにほとんど無意識の

うちに実行出来るようにな
ります。その結果、その運
動は自分の身体がもともと
持っていた能力のように感
じられるようになります。
人は大人になっていく過程

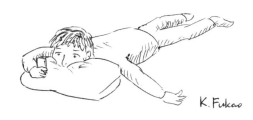

で、多くの種類の運動をこのようにして身に付け、自分の身体に馴染ませてゆきます。それらの運動イメージは、日常生活の中で臨機応変に取り出されることで、生活の可能性を広げます。

● 脳と身体のずれ

　思春期の運動イメージはどうでしょうか。思春期は身体がどんどん成長する時期で、しかも成長は急速に起こります。思春期に入るまでには、子どもの脳には日常生活で使うさまざまな運動についての運動イメージが出来ています。しかし、身体が急に重くなったり長く伸びたりしたために、小さな頃に獲得された運動イメージによっては、思ったように身体が動いてくれないことが出て来ます。つまり、思春期には脳の中の運動イメージと身体の現状とのずれが起こるのです。そして、これこそが思春期の子どもたちが訴える「だるさ」の原因だと考えられます。

　中高年の場合には筋力が弱って来ているので、激しい運動の後に筋肉が動かないために若い頃には感じなかっただるさを感じるのですが、思春期の場合は反対に筋力が強くなって来ているので、感じ方は異なります。思春期の子どもたちは、むしろ力があり余っている感じ、あるいは「身体がなまっている」感じがするはずです。「なまっている」というのは、本来もっと使えるものが十分使えていない感じのことで

81

す。彼らの言う「だるい」にはこのような感覚が含まれているものと考えられます。

　思春期の子どもたちは、急に大きくなった身体と、その身体によって発揮出来るようになった力をうまくコントロール出来ません。それは単に衝動を抑えられないということではなく、自分の身体の現状が脳とうまく繋がっていないために、十分自由に動かせないのです。彼らがしきりに「だるい」と言うのは、必ずしも不満や反抗の現われではなく、生理現象でもあるのです。

 どうして、いつも不機嫌なのですか。

「不機嫌」の仕組み

 子どもの不機嫌は、大人たちにかつて自分の「不機嫌」で周りを不愉快にさせたことを思い出させます。しかし子どもの「不機嫌」は「乳幼児の甘え」からの無意識の脱却過程なのです。

● 「甘やかしてはいけない」

　思春期の子どもたちはいつも不機嫌なように見えます。正確に言えば、もちろん機嫌の良い時もあるのですが、そういう時は周りの人に迷惑をかけないので、あまり意識されません。一方、機嫌が悪い時には、思春期の子どもはなかなか周りに合わそうとせず、ブスッと面白くなさそうな顔をしているので、周りの人たちは困惑し、次第にイライラして来ます。実際、思春期の子どもたちが楽しそうにしないため

に、家族の団欒や家族旅行が白けたものになってしまうことは、非常によく経験されることです。

　こういう場合、家族など周りの大人たちは、「おまえの機嫌が悪いからといって、面白くなさそうな顔をして、周りの人たちまで不愉快にさせるな！」と言って子どもを叱ることがあります。それに対して子どもは「別に周りの人たちを不愉快にさせようなんて思っていない」と言い返し、だから叱られなければならない理由はないと主張します。あるいは、母親など、その子どもに対して保護的な立場を取る人は、「何が不満なの」と尋ね、なんとか子どもの機嫌を良くしようとします。そのことがまた、父親など、子どもに対して厳しい立場を取る人に、「甘やかしてはいけない！　自分の機嫌だけ良くしてもらおうなどというわがままを通してはいけない！」という反発を引き起こし、悪循環となってしまいます。

● 乳幼児の自己中心的世界

　思春期は子どもと大人の端境期です。思春期以前の子どもの機嫌はどうでしょうか。乳幼児は機嫌が悪い時、ワーン、ワーンと泣き続けます。その様子を見、泣き声を聞いて、親など周りの大人は慌ててあたふたと子どもの機嫌を直そうとします。どのようにあやしても子どもが泣きやまなければ、どこか痛いのではないかと心配します。実際にはどこかが痛い訳でもなく、しばらくするとケロッとして機嫌が良くなることもあるのですが、だからと言って周りの大人たちが、乳幼児が泣いていることを軽視することは基本的にはありません。それは、本当に深刻な事態であっても、そうでない場合であっても、いずれにせよ乳幼児には泣くことしか表現方法がないからです。

　このような乳幼児の心的世界について考えてみましょう。乳幼児の

83

心的世界は、他人という存在がない、全く自己中心的な世界です。その中では、感情や機嫌というものは自分の感情や機嫌しかなく、自分の機嫌が悪いということは、世界全体の機嫌が悪いということなのです。したがって、自分の機嫌が悪いということは、すぐさま周りの人たちによって手当てがなされなければならないような一大事であり、あらゆる手段で周りの人たちに知らされなければなりません。乳幼児がワーン、ワーンと大泣きするのはそのためなのです。

● **身体の成長と脳と想像力**

このような自己中心的な心的世界は、児童期を通じて、外界との交渉を重ねる中で、徐々に変化してゆきます。他人の存在と他人の持つそれぞれの心的世界を認めるようになり、その結果として自己は相対化され、心的世界の中心ではなくなります。思春期はこの「脱中心化」の過程が完成に近付き、乳幼児の自己とは全く異なる大人の自己へと生まれ変わる時期なのです。

思春期の子どもたちは乳幼児と違って、自分に起こっている問題が本当に深刻な場合は、いろいろな表現方法を持っています。そのため、周りの大人たちは、思春期の子どもたちについては、ただ不機嫌なだけという場合には、深刻な問題を持っているとは考えません。また、思春期の子どもたちの方でも、自分が不機嫌であることを表情や態度で表現しても、それが周りの人たちにとって何よりも優先しなければならない大事であるとは受け取られないことはわかっています。

● **不愉快さを思い出させる**

思春期の子どもは自分の不機嫌な表情が周りの人たちを不愉快にさせることについて認識出来ていないのです。なぜかと言えば、今自分が

第2章　思春期のこころの風景──一人前の身体と半人前のこころ

感じている不愉快さが大人たちにも理解され、共有されるということがわからないからです。自分にとって初めて経験する種類の不愉快さを、大人たちがみな経験済みで、よく知っているからこそ、それを思い出させる態度に腹を立てているのだということが理解出来ないのです。

　思春期の子どもたちは、それまで感じたことのない種類の不愉快さをいつも感じており、それに対処することに慣れていないため、余裕がないのです。それに対して、周りの大人たちは、いつの間にかその種の不愉快さへの対処法を身に付けていて、いつもはそれを回避出来ているのです。だからこそ、その不愉快さについて思い出させる子どもたちの態度にイライラするのです。

 どうして、ひねくれたことばかり言うのですか。

ひねくれ

 自分の内面を大人に知られたくないのです。しかし大人の仲間入りはしたい、ただ知識がない、それですべてを否定するのですが、この否定即ち「ひねくれ」は成長過程における健全な行為です。

● 内面を知られたくない

　思春期に入った子どもは、それまでのように素直でなくなり、ひねくれたことを言うようになります。それまではとても好きだったものについて、「○○ちゃんはこれ好きだったね？」と尋ねられると「別に、そんなに好きっていう訳じゃないけど」と否定します。また、家族で

一緒に旅行など、何かをしようという話になっている時に、「そんなことして何が面白いの？」などと馬鹿にしたようなことを言って、その場を白けさせてしまいます。あるいは、周りの大人たちが、世の中で起こっていることについて憤っていると、「別にいいんじゃないの？ もともとそんなものだと思うし……」などとわかったような口を聞いて、大人たちをイライラさせます。どうして思春期の子どもは、このようにひねくれたことばかり言うのでしょうか。

幼い子どもにとっては、好きな物は好きだし、嫌いな物は嫌いというだけなので、好きな物を与えられれば素直に喜びます。しかし、思春期になると、自分の好みを他人が知っているということ自体に、抵抗感を持つようになります。これは、自分の好みを他人に知られるということは、その相手に弱みを握られることだと感じるようになるからです。

思春期以前の子どもは、自分の内面で起こっていることを周りの人が知っているということの意味がわかっていないので、そのことを恐れることもありません。それが思春期になると、自分の内面で起こっていることに気付き、自覚的になるとともに、それを他人が知っているということが恐しいことだと感じるようになるのです。

そのため、思春期の子どもは、他人が自分の好みを見抜いているという場面に出くわすと、無理に我慢をしてでも否定したくなります。結果として、その子どもを小さな頃から知っている大人は、その子が明らかに好きな物を好きでないと否定しているので、素直でない、ひねくれていると感じることになるのです。

また、思春期になると、育った家から巣立ちたいという本能的な欲求が出てきます。そのために、それまでのように家族の一員として、親の決めたことに無条件に従うのが嫌になってきます。それで、たと

えばディズニーランドへの旅行など、家族で一緒に何かをしようという話になっている時、本当は行きたい気持ちがあっても、家族と一緒に行くことに抵抗を感じて、否定したくなります。それで、家族旅行の案を否定するために、本心では行きたいディズニーランド自体を否定して、行きたくないと言うので、家族の他のメンバーからは、素直でない、ひねくれていると見なされてしまうのです。

● **否定は成熟への移行表現**

　さらに、思春期になると、大人たちの作っている社会に一人前のメンバーとして認めてもらいたいという欲求が生じてくるため、世の中で起こっていることに興味が出て来ます。しかし、もちろんまだ知識も経験も少ないため、世の中で起こっていることがよく理解出来ず、適切に判断することが出来ません。周りの大人たちが、政治家の不祥事などについて憤慨し、批判的な発言をしている場合、小さい頃なら全く理解出来なかったし、興味もなかったので気にならなかったのですが、思春期の子どもは、大人たちが何を怒っているのかが気になるのです。気になるけれども、よく理解出来ないので、まともに意見を言うことは出来ません。

　周りの大人たちは、もちろん思春期の子どものことを一人前とは認めていませんが、子ども自身は一人前だと認めてもらいたい気持ちがありますので、自分が大人扱いされて、話題になっている問題について意見を求められるのではないかと構えています。ところが、まともな意見を言う能力はないので、その話題になっている問題の重大さ自体を否定することによって、まともな意見を言う必要をなくそうとするのです。その結果、大人たちの問題意識を否定することになり、大人たちから、素直でない、ひねくれていると見なされてしまうのです。

このように、思春期の子どもたちは、自分の幼い時代の好みを否定し、家族と一緒の行動を否定し、世間の大人たちの問題意識を否定します。とはいえ、これらの否定は必ずしも消極的なものではなく、生産的な側面も持っています。というのは、これらの否定はそれぞれ、子どもじみた幼稚な嗜好から大人らしい成熟した嗜好への移行、家族内の閉じた共同性から家族外に開かれた共同性への発展、そして既成の枠組みを超えてゆく新しい問題意識の提起のきっかけとなりうるからです。

　このような訳で、思春期のひねくれは、独立した創造的な人格を形成するためのバネになる健全で重要な心理なのです。周りの大人たちは、子どもたちの素直でない態度にイライラして叱りつけたりせずに、温かい目で見守ってあげましょう。

 どうして、人見知りをするのですか。

人見知り

 幼児の人見知りは危険に対する警戒行動ですが、思春期の子どもの場合は、大人の評価に対する恐怖で、大人の視線を攻撃と感じます。これが高じると恐怖症性不安障害の一つ、「社交恐怖」という病気になります。

● 幼児の人見知りは警戒行動

　人見知りというのは元来は幼児に見られる行動で、家族や慣れた人たちの前ではとても元気でやんちゃな子どもが、初めて会う人に対し

88

ては急に元気がなくなり、もじもじと恥ずかしそうにすることです。それもたいていは30分ほどで慣れて、また元気に動き始めますので、幼児の人見知りは純粋に、知らない人に対する不安から起こる行動だと考えられます。

　それに対して、思春期になって新しく起こってくる人見知りがあります。それは、年に一回お正月などに顔を合わせる親戚の前で、去年までは笑顔で元気に挨拶していた子どもが、今年は恥ずかしそうに、眼を逸(そ)らしながらちょっと会釈(えしゃく)するだけというような場合です。これは毎年会っている相手ですから、幼児のように知らない人に対して不安を感じているのではありません。思春期の子どもたちは、なぜこのように人見知りをするようになるのでしょうか。

　人間は社会的動物です。社会的動物は、自然環境の中で孤立して暮らしておらず、いつも同種の仲間たちの中で暮らしているので、自然環境に適応しているだけでなく、仲間たちが形作る社会環境にも適応しています。それはつまり、周りの人たちが何を考えていて、これからどうしようとしているかということを常に意識しながら暮らしているということです。

　幼児期には、自然環境で孤立して暮らす動物のように、初めて出会った人や動物に対してはまず警戒し、しばらく観察して危険がないようなら、警戒を解くという行動パターンが表に出ています。これは、保護者たちが警戒せずに付き合っている人ならば、自分も警戒する必要はないという常識的判断がまだ身に付いていないので、会う人ごとにいちいち不審人物であるかのように警戒するからです。

　それに対して、思春期の子どもの人見知りは、そのような危険に対する警戒から来る行動ではありません。しかし、人に対して眼を合わせず、接触を避けたがるのは、やはり相手から受ける可能性のある何

らかの危険を回避している行動であるのは確かです。それは野生動物や暴力的な人物に対するような警戒とは違うのですが、親戚のような自分を知っている相手が自分に及ぼす影響に対する警戒なのです。

● **大人の視線は攻撃**

　それでは、自分を知っている相手が自分に及ぼす影響とはなんでしょうか。それは、自分に対する評価です。思春期以前の子ども時代には、大人たちは自分のことを一人前に扱わず、ただペットのように可愛がるだけだったのですが、身体が大きくなり、外見が大人びた今では、自分がどの程度の人物かということを大人たちに問われるのです。大人たちは、ちょっと見ないうちに大きくなった子どもたちの姿を見ると、自然とそのように問い、評価したくなります。

　しかし、子どもたち自身はそれに答える準備が出来ていません。子どもたちは自分の急成長した身体に違和感を感じ、持て余しています。しかも、自分で持て余しているだけでなく、その身体が大人たちの眼に触れると、すぐに品定めをされるような感じになることにも違和感を持っています。子どもたちは大人たちの評価の視線を拒否出来ませんし、自分でそれに答えるだけの自己洞察はまだ持ち合わせていません。それで、大人の自分に対する評価の視線を攻撃のように感じ、警戒する結果として、人見知りをするのです。

　思春期の人見知りは、1年ごとにしか会わない親戚から見ると、ある年に突然現われますが、何年かで消えるのが普通です。消えた後は、子ども時代の人なつっこさに逆戻りするのではなく、大人らしい距離感をもった人付き合いが出来るようになります。大人らしい距離感とは、大人同士が互いに相手を評価し、相手から自分への評価を感じながらも感情的にならず、落ち着いて付き合うことが出来る状態です。

つまり、思春期の人見知りは、大人らしい距離感を身に付けるための訓練期間にある特有の状態なのです。

● **人見知りから社交恐怖へ**

　しかし、もし思春期の人見知りが治らなかったらどうなるのでしょうか。普通は数年間で治るのですが、生まれ持った素質や極端に保護的な環境が影響して、人見知りを克服出来ないで過ごしてしまうと、「社交恐怖」というこころの病気になってしまいます。

　恐怖症性不安障害の代表的な二型として、「広場恐怖」と「社交恐怖」があります。広場恐怖というのは、広い場所を恐がるのではなく、市民広場のような、不特定多数の人が集まる場所を恐がる病気です。屋外に限らず、デパートや満員電車の中など、とにかく多くの人がいて、簡単に抜け出せないような場所が恐いので、むしろ「人込み恐怖」という名前の方がふさわしいでしょう。一方、社交恐怖は、知っている人たちに会うのが恐いという病気です。相手は大勢でなく、一人か二人であっても恐いのですが、多くなるともっと恐くなります。しかし、社交恐怖の人は、知らない人がどんなにたくさんいても恐くないのです。そこが広場恐怖との大きな違いです。

　もし思春期の人見知りが数年で治らず、こじれてしまうと、社交恐怖になって、大人になってからの社会生活に支障を来してしまいます。思春期に人見知りが現われること自体は健康なことですが、その程度があまりに強い場合には、周りの人たちが気を付けて、本人がそれを克服出来るように手助けをしてあげるべきです。

どうして、自意識過剰なのですか。

自意識過剰

 大人たちが共有している「場面」に合わせようとして緊張しているのです。自己主張の強いタイプの子どもが急におとなしくなります。また神経症や精神病に繋がることもあります。

● 「場面」についての理解

　思春期の子どもたちは、本人が注目されている時でなくても、自分の言ったりしたりすることが注目されていると思っているようで、おかしなことや馬鹿げたことを言ったりしたりしがちです。どうして彼らはあのように「自意識過剰」なのでしょうか。

　小さな子どもは、母親など周りの大人たちに、自分の要求を一方的に言うばかりで、大人たち同士のコミュニケーションには全く気付かないか、気付いたとしても興味を持ちません。そのため、大人たちにとっては静かにしていてほしい「場面」、たとえば葬儀の場などでも、子どもは好き勝手に騒ぎます。

　ところが思春期になると、子どもは大人たち同士のコミュニケーションが気になり始め、今周囲の大人たちの間でどのような「場面」が共有されているのか、理解しようとし始めます。そうして、出来るだけ「場面」に沿った行動を取ろうとするのです。

　しかし、これはなかなか難しい作業です。もし周囲の大人たちがみんな黙っていたら、今は黙っていなくてはならない「場面」だと理解すべきなのですが、どうして黙っていなければならないのか、その理

由がわからないまま黙っているのは苦痛なことです。

　その結果、思春期の子どもはいつも、周りの大人たちが共有している「場面」を自分が正しく捉えているかどうかに自信が持てず、自分が何か「場面」にそぐわない、間違ったことを言ったりしたりしているのではないかと心配しています。そのため、子どもは自分の言葉や身体の動きに神経を集中させています。

　また、「場面」に沿った「正しい」行動をしている人は目立たず、注目されないのに対して、「場面」にそぐわない「間違った」行動をしている人は注目を浴びます。つまり、自分が間違ったことをしているのではないかと心配しているところに、実際に間違っていると、周りの大人が一斉に自分を振り返って自分の方を見るのです。もともと自分の言葉や身体に意識が集中しているのに、一気に周りの視線にさらされて、極度に緊張が高まり、言葉も動きも極端にぎごちなくなってしまいます。その結果、おかしなこと、馬鹿げたことを言ったりしたりしてしまうのです、

　思春期に自意識過剰になるのは、大人たちのコミュニケーションに入ってゆくためのプロセスです。知識と経験が増えていって、その時その時に大人たちが共有している「場面」についての理解力が高まってくれば、自分が「場面」にそぐわない行動をしているのではないかという心配がなくなってきますので、自意識過剰な状態は収まってきます。

● **神経症と「自意識過剰」**

　思春期に周りの眼が気になることは、多かれ少なかれ誰にでもあることです。しかし、それがあまりにも強いと、人前に出ることが苦痛になってしまいます。

　大勢の人の前に出るとひどく緊張し、声が出なくなって、喋れなく

なる子どもがいます。「選択性緘黙(せんたくせいかんもく)」といって、頻度としては幼児、それも女児に最も多い病気ですが、思春期の場合は男の子にも多く見られます。この病気の子どもは、家では普通に喋っているのですが、授業で教師に当てられると、何も答えることが出来ません。本人が答えるのを教師が待っていると、本人は周りの眼が自分に集中しているのを感じて、ますます緊張し、声が出せなくなります。それで、当てられると毎回、何も言わずに突っ立っていることになります。

　大勢の人の前に出ると、恥ずかしくて顔が真っ赤になる子どももいます。本人は顔が火照るので、自分の顔が赤くなっていることがわかり、それが恥ずかしくてますます赤くなってしまうので、どうしようもなくて、その場から逃げ出してしまいます。そういうことを繰り返すと、人前に出ることが恐くなって避けるようになります。これを「赤面恐怖」と言います。

　選択性緘黙も赤面恐怖も、客観的には何も問題がないのに、本人が周囲からの視線や注目されることに敏感過ぎるために、必要以上に緊張する結果、何も出来なくなってしまうという病気です。

　また、これらの病気には当てはまらなくても、人前では食事が出来ないという子どもがいます。いじめられていたり、仲間はずれにされていたりするために、弁当をトイレに持ち込んで一人で食べるという子どももいますが、それとは別です。仲間同士で集まってお弁当を食べる場合に、他の子たちはパクパク食べているのに、自分だけはほとんど箸が進まないという子どもがいます。家で食べる時や一人で食べる時には問題なく食べられるのに、周りに人がいると食べられないのです。これも自意識過剰のための症状だと考えられます。つまり、緊張しているために自律神経の働きが交感神経に傾き過ぎていて、副交感神経によって働く内臓が動いてくれない状態になっているものと考

えられます。

　以上の症状は思春期に多い、自意識過剰から来る神経症の症状です。治療については、いずれの症状も慣らすことによって治すしかありません。人前に出ると緊張して辛いからと言って避けていると、これらの症状は悪くなるばかりで、良くなることはありません。緊張を弱める薬がありますので、精神科に通院して、薬の助けを借りながら人前に出る練習をするのも一つの方法です。

● **注察妄想と「自意識過剰」**
　思春期の自意識過剰に関係した、もっと重症の病気もあります。実際には誰も注目していないのに、「自分がいつも周りから注目されている」と訴える「注察妄想」というものです。
　子どもが「学校でクラスメートたちが自分を変な目で見る」と訴えるので、親たちは「いじめに遭っているのではないか」と心配するのですが、実際にはそんなことはないのです。また、学校を休んでどこかに出かけても、「全く知らない人たちが自分を見ている」と、ありそうもないことを言います。それで引きこもり傾向になってしまうのですが、自分の部屋にいても「誰かが覗いている、盗撮している」などと言って落ち着かないので、家族は「これはおかしい」と思い始めるのです。この注察妄想は統合失調症の症状で、選択性緘黙や赤面恐怖のような神経症とは次元の違うもっと重い病気ですので、精神科で治療する必要があります。

どうして、生意気なことを言うのですか。

生意気

 子どもから大人への移行期である思春期は、「大人の世界」へ入ろうと「大人びた」発言をします。これを大人の側は「生意気」と感じる訳ですが、この感情は大人側の危機意識なのです。

● 「生意気」の二つのパターン

　思春期の子どもたちは生意気なことを言います。そのために周りの大人たちはイライラさせられ、気の短い人なら「子どものくせに生意気言うな！」と頭ごなしに叱って子どもを黙らせてしまいます。そしてその場の雰囲気は気まずくなってしまいます。なぜ思春期の子どもたちは、あのように生意気なことを言っては大人たちを不快にさせるのでしょうか。

　生意気とはどういう意味なのかを、大人と子どものコミュニケーションの場面に即して考えてみましょう。大人たちが子どもの発言を生意気だと感じる場面には、二つの種類があります。一つは、子どものくせに大人のようなもの言いをすること、つまり子どもの発言の内容が大人びていることです。二つ目は、本来子どもが口を挟むべきでないことに口を挟むこと、つまり大人だけに制限されている発言の機会に子どもが発言することです。

　第一の場合、つまり本来子どもが口を挟むべきでないような場面という訳ではないけれども、子どもの口から出て来た言葉が、その場にいる大人たちにとって意外なほど大人びていたという場合は、大人た

ちの気持ちはそれほど波立たないでしょう。それに比べて、第二の場合、つまり本来子どもが自分の意見を言うべきでない場面で子どもが発言した場合は、大人たちの癇に障り、怒りを誘発します。

しかし、よく考えると、二つの場面の違いは程度の差でしかないのです。というのも、第二の場合は、そこで問題になっていることが大人にしか意見を表明する資格がない案件だと、そこにいる大人たちがはっきり意識しているのに対して、第一の場合はそういうことがなく、そこで問題になっていることは大人でも子どもでも自由に発言してよい案件なのですが、そうは言っても、子どもの意見は大人の意見ほど重要性がないということが暗黙の前提になっているのです。

● 思春期の大人びた発言

子どもの意見が大人の意見に比べて重要性が低いという前提は、子どもは有意義な意見を述べることが出来るほどの知識と経験を持っていないという常識に基づいています。だから子どもが大人びた発言をすることは、そのような常識に反する事態なのです。そして常識に反する事態は、ふだん常識に浸って生活している大人たちを動揺させます。思春期の子どもが大人びた発言をした時、大人たちがイライラし、怒鳴りつけたりするのは、この常識を揺るがせられることによる不安に対する反応だと考えられます。

また、大人たちは、子どもが発言してもよい場合でも、その発言の内容は子どもらしいものに限り、子どもが大人のような発言をしてはならないと考えています。つまり、大人でも子どもでも自由に発言してよい場合と言っても、実際には、取り上げる意義のある意見を言うのは大人だけであるという暗黙の前提があるのです。したがって、子どもが持っている発言権は実質的には意味がなく、制限されているの

と同じことになります。これが第二の場合も第一の場合と程度の差しかないという意味です。

　子どもが次第に成長し、大人になってゆくのは自然の成り行きですから、思春期という子どもと大人の中間の時期に、時々大人びた発言が出てくるのも自然なことです。それなのに大人たちが「おまえはまだ子どものくせに生意気なことを言うな！」と言って大人びた発言を禁じるのは理不尽なことです。この理不尽は、人間の集団が持つ社会制度と自然な成長過程との食い違いによるものです。即ち、人間の集団は世界のどこでも、自分たちの集団に属するメンバーに対して、ある時期までは子どもであって一人前でなく、ある時期から突然一人前の大人だと認めるような社会制度を持っていますが、そういう社会制度の不連続性が連続的な自然に反しているのです。

● **大人たちの危機感**
　それでは、大人たちは、まだ子どもだと思っていた個人が大人びた発言をすることを、なぜ不快に感じるのでしょうか。

　それは、大人たちが、自分たちの属する集団の権力構造に介入されると感じるからだと考えられます。集団が生き延びてゆくためには、当然メンバーたちが協力しなければなりませんが、しかしいろいろな危機的場面において意思決定をするのは、集団のメンバーの中でも一握りの有力な個体です。それらの個体は当然大人です。集団の意思決定には関わらず、単に保護されるだけの受動的な存在である子どもであるはずのメンバーが突然、一人前の大人のように意見を言い出せば、集団の意思決定の過程が乱されます。大人たちは、その乱れに対して危機感を持つのです。

　これは、単に大人たちが利己主義で、自分たちの既得権を守ろうと

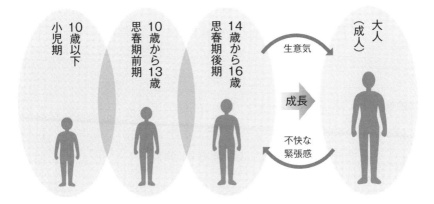

図2−1 「生意気」とは成長過程の象徴
子ども（小児）から大人への成長過程に思春期は存在する。その移行期に「生意気」がある。

しているだけのことではありません。自分の属する集団の意思決定に対して影響力を持ち、それ相応の責任感を持っている大人たちは、意思決定過程が乱れることによって集団の行動が決定不能に陥り、危険な状況を招くことを恐れているのです。

結局、思春期の子どもたちが生意気な発言をするということは、大人になりつつある子どもたちの方に原因があるのではなく、彼らの大人びた発言を「生意気だ」と感じる大人たちの側に原因があるのです。しかも、そのような大人たちの態度も単なる利己主義ではなく、集団全体に対する責任感から来ているものなのです。思春期の子どもたちの大人びた発言は、集団の意思決定過程について根本的な疑問を提起し、再考を促す作用を持つからこそ、大人たちに不快な緊張感を起こさせるのです（図2−1）。

どうして、反抗的になるのですか。

第二反抗期

 子ども扱いされることを拒否しますが、大人扱いされると自信がないためにやはり拒否します。また、自分たちを閉じ込めている制度の番人としての大人を憎んで反抗するのです。

● 「イヤ」と言える間・第一反抗期

　思春期の子どもは、大した意味もなく反抗して、周りの大人たちを困らせることがよくあります。どうして思春期の子どもたちは大人に反抗するのでしょうか。

　人間の正常な成長過程で反抗が強く出て来る時期が２回あり、それぞれ第一反抗期、第二反抗期と呼ばれています。

　第一反抗期は２歳から４歳頃の幼児期で、それまでは何でもされるがままであったのが、「イヤ」と言って拒否するようになります。この時期も、ほとんど何でも区別せずに拒否しているように見えます。それ以前の段階である乳児はほとんど全く受動的な存在で、何かが嫌な時には、既に嫌なことをされたように泣き喚くことしか出来ません。それが、「イヤ」という最低限の言葉を覚えたことで、したくないこと、されたくないことをあらかじめ拒否することが出来るようになったのです。

　「イヤ」というのはそれ自体はネガティヴな言葉ですが、こころの成長におけるその意味合いは、初めて自分の意思を相手に伝えることが出来るようになり、望まない事態が起こるのを未然に防ぐことが出

来るようになったということなので、本人にとっては大きな自由を得たことなのです。それで、この「イヤ」をやたらに使いたくなるのです。言葉がさらに発達して、自分のしたいことを「〇〇したい」とポジティヴに表現することが出来るようになると、「イヤ」ばかりをやたらに使うことはなくなり、第一反抗期は終わります。

● **子どもの世界から大人の世界へ引っ越し**

　思春期に現われてくる反抗的態度が第二反抗期です。思春期の子どもはもちろん幼児とは違って、自分の意思を言葉ではっきり述べることが出来ます。それなのに、どうしてやたらに反抗する必要があるのでしょうか。

　それは、思春期が子どもの世界から大人の世界へと引っ越しする時期だからです。思春期の子どもは身体が大きくなって来て、外見上は大人に見えるので、周囲の大人は大人扱いして、大人がすることを本人にさせようとすることがあります。しかし本人にはまだ準備が出来ておらず、自信がないので「いやだ」と拒否することがよくあります。一方で、親が「身体だけ大きくなってもまだ子どもだから」と思って子ども扱いすると、それはそれで馬鹿にされたように感じて「いやだ」と拒否するのです。

　思春期の子どもたちは大人の世界と子どもの世界の境目にいて、その境目で不安定に暮らしています。彼らの生活の一部は既に大人の世界に属していますが、他の部分はまだ子どもの世界に属しているのです。そのどこが大人でどこが子どもかというのが、親にも他の大人にもなかなかわかりにくいので、大人扱いして拒否されたり、逆に子ども扱いして拒否されたりして、反抗的だと感じてしまうのです。

● 子ども文化からの卒業

　大人の世界と子どもの世界の境目で暮らす思春期の子どもたちが、早く大人になりたくて、自分から進んで大人の世界に入ってゆくということも確かにあります。しかし、それはかなり幸運なケースだと言うべきでしょう。なぜかというと、たいていの場合、思春期の子どもたちにとって、大人の世界は自分から入っていきたいほど魅力的ではないからです。どうして大人の世界は魅力的ではないのでしょうか。

　一つには、現代社会においては、子ども時代が楽し過ぎるからだと思われます。大人になるよりも子どものままでいた方が楽しいので、いつまでも大人になりたくないという人が増えて来ています。「大人には大人の楽しみがある」などと言っても、なかなか理解されません。これは現代に特有の文化的条件によることです。

　しかし、そういう文化的条件には関係のない、もっと一般的な理由もあります。思春期の子どもが子どもの世界から出て来るのは、もともとは大人の世界という別の世界に引っ越すためではありません。彼らは子どもの世界から出たくて出てくるというより、むしろ身体的な成熟によって無理やり追い出されて来るのです。

● 大人の支配からの卒業

　思春期の子どもたちには、それまで大人に言われるままに、何の疑問も持たずにいろいろな決まりに従って暮らして来たことについて、理不尽だと感じ始めます。そして、自分を束縛している世の中のいろいろな決まりに対して怒りを感じ始めます。個々の大人に対して腹が立つというより、大人たちが押し付けてくるさまざまな規則や大人たちの言う「常識」に納得出来ず、腹が立つのです。

　現代の日本の教育制度では中学３年生までが義務教育で、勉強が嫌

いな子でも、絶対に学校に通わなくてはなりません。しかし、中学生という時期は思春期、第二反抗期に当たりますから、当然「どうして学校に通わないといけないのか」という反抗心が起こって来ます。

そういう反抗心を抱く子どもたちからは、学校や義務教育という制度が理不尽に自分たちの自由を縛る大人たちによる「支配」だと感じられます。こういう中学生の気持ちを表現した作品として、尾崎豊の「卒業」という歌があります。この歌は1985年にCDが発売されて大ヒットしました。次に歌詞の一部を掲げます。

（前略）行儀よくまじめなんて 出来やしなかった／夜の校舎 窓ガラス壊してまわった／逆らい続け あがき続けた 早く自由になりたかった／信じられぬ大人との争いの中で／許しあい いったい何 解りあえただろう／うんざりしながら それでも過ごした／ひとつだけ 解ってたこと／この支配からの 卒業（後略）

（尾崎豊「卒業」JASRAC 出 1807947-801）

この歌詞は中学生の反抗的な気持ちをよく表わしていると思います。子どもの世界に飽き足りなくなって、何かを求めて外の世界に出ようとしているのに、義務教育という制度の檻の中に閉じ込められて、自由に動き回ることが出来ない。その制度の番人である大人たちと何度もやりあったが、何もわかり合えず、うんざりしながらやり過ごして来た。しかし、そういう生活がまもなく、中学校卒業とともに終わるのだ、という訳です。

この歌詞の中の「夜の校舎 窓ガラス壊してまわった」という暴力的な表現は当時も激し過ぎると言われましたが、尾崎と同世代の私の経験から言いますと、当時の中学生は実際にこういう暴力行為をして

いました。この「校内暴力」はもちろん一部の生徒に限られていましたが、学校の校舎や備品を暴力で破壊するのです。それも悪戯として隠れてやるのではなく、堂々と教師や生徒たちの見ている前で破壊するのです。教師に対する反抗を示す目的でやることが多かったのですが、面白半分でやる生徒もいたと思います。

● 1980年代、校内暴力から不登校へ

このように、激しい校内暴力が1980年代の数年間に猛威を振るったのですが、その後は急激に減りました。なぜ1980年代の数年間だけにそのような事態があったのかは、いまだに解明されていないようです。しかしおそらくは、この時期が教師と生徒の関係の変わり目であったためだと思われます。即ち、戦前から保たれてきた教師の権威が、この時期に急激に失墜したのです。

昔は子どもたちは教師に権威を感じて従っていましたし、子どもの親たちも教師に自分たちの子どもを指導する権威を認めていました。しかし、今の親たちは、1980年代以降に学校教育を受けていて、教師に権威を感じずに育った世代ですから、子どもの学校の教師にも権威をほとんど認めていません。ですから、教師の指導方針にあれこれケチをつけ、自分の子どもが損をしていると思ったら、すぐに教師に抗議するのです。それが極端になると、いわゆる「モンスター・ペアレント」になります。今の学校では、教師たちは生徒の問題と同じくらい、生徒の親の問題に悩まされているようです。

近年では校内暴力はめっきり減り、教師に対する反抗も少なくなっているようです。しかし、中学生の不登校や高校生の中途退学は昔と比べてずっと増えていますから、今の思春期の子どもたちが昔の子どもより学校制度によく適応しているという訳ではありません。逆に学

第2章　思春期のこころの風景――一人前の身体と半人前のこころ

校の方が不登校や保健室登校のような逃げ道を許容するようになり、束縛が弱くなったので、子どもたちの方ではあえて暴力的に反抗する必要がなくなったということでしょう。

　思春期の子どもたちが昔よりも束縛されずに自由に振るまい、学校にも親にも反抗する必要がなくなっているという状況は、子どもたちの成長にとって良い面もあるでしょうが、間違った方向に行ってしまう危険も大きいと考えられます。社会全体で彼らの成長を見守ってゆく仕組みが必要だと思われます。

 どうして、親に逆らうのでしょうか。

親への反抗

 たとえば母親と娘の間には独特の支配関係があります。多くは娘が思春期を抜け出すと、母娘の間にいい距離が出来て和解となります。ただ病気の場合は、子とともに、親も診断を受ける必要があります。

● 毒親、娘を支配する母親

　思春期は第二反抗期なので、何に対しても反抗したくなるということはわかります。しかし、学校ではおとなしく、外では全く反抗的ではないのに、親に対してだけ激しく反抗し、憎まれ口を叩く子どももよくいます。友だちとは機嫌よく遊んでいるのに、親に対しては顔を見るだけで不愉快そうにする、親がどれだけ愛想を使ってサービスしても、いつもぶっきらぼうな態度で、親がしびれを切らして「ちゃん

105

と返事をしなさい」などと言うと、すぐにすごい剣幕で突っかかって来る、わが子ながら、どうにも付き合いようがないと困っている親は多いものです。

　しかも、親がこのことで他人に相談しても、特に男の子の場合は、「あの年頃はそれが普通だよ」「しょうがないよ」と言われるだけで済まされてしまいます。それが普通だと言われても、親としては困ってしまうのです。そもそも思春期の子どもと親との関係は、どういう形が正常なのでしょうか。

　近年、「毒親」という言葉をよく耳にします。これはアメリカの臨床心理学者スーザン・フォワードの著書『毒になる親（Toxic Parents）』（原書は1989年出版、邦訳は1999年出版）に由来する言葉です。過干渉またはネグレクトによって子どもの精神的発育に悪影響を及ぼし、子どもが成長して大人になってもまとわりついて困らせ、子どもの人生を悪い意味で支配する親、特に娘を支配する母親のことです。

　自分の親にまとわりつかれ、自分の人生を台無しにされて来たという人の話を聞いていると、とても気の毒に感じられ、その人の親に対して「なんてひどい親だろう」と腹が立ちます。しかしながら、何度も繰り返し同じような親に対する恨み言を聞かされているうちに、だんだんと、「いい年をしていつまでも、自分がうまくいかないのは親のせいだと言っているのは大人げないのではないか」とか「親は親で大変だったのだろうという思いやりが少しくらい持てないのか」と、その人自身の性格に対して疑問が湧いてきます。

　つまり、たまたまひどい親に育てられたために、子ども時代にいろいろと苦労をしたということには同情出来るとしても、そのことに対する恨みを大人になってまでも持ち続けるのは未熟なことだと感じられるのです。それでは、何歳頃までなら未熟と見なされないのかとい

うと、やはりそれは思春期まででしょう。

● 「親は親、自分は自分」
　一般に思春期は、親の価値観による支配から抜け出す時期です。児童期までは周りの世界を直接に理解することが出来ず、何事も親を通して知るしかないため、ほとんど完全に親の価値観に従っています。それでも親の価値観が標準的であれば問題ないのですが、偏った価値観を子どもに押し付ける親も珍しくありません。

　それでも子どもは、小さい頃は訳もわからず親の言うことに従っていますが、思春期になると、周りの世界が見えて来て、親の言うことに疑問を持ち始めます。家族以外の人、たとえば同級生の友だちや友だちの親の意見を聞き、その中に親の意見とは違って、むしろ自分の意見に近いものがあることに気付くと、親の言うことに対する自分の疑問に正当性があると考え始めます。

　そうして自分の疑問についてある程度自信を持つようになると、親に対する反抗を開始するのです。それに対して親が反応し、子どもの精神的独立を認めないで、これまでのように自分の影響下に置いたままにしようとすれば、激しい争いになってゆきます。顔を合わせるだけで喧嘩になる険悪な状態がしばらく続き、時にはエスカレートして取っ組み合いや家出が起こるかもしれません。

　しかし、これは決して異常なことではなく、子どもにとって正常な精神的成長過程なのです。思春期の何年間かは親と激しい喧嘩をしますが、その時期が過ぎると親から距離が取れるようになり、「親は親、自分は自分」と分けて考えられるようになります。そうなると、親に対する恨みの気持ちは冷め、淡々と付き合えるようになります。大人になっても恨みを引きずるということはあまりないはずです。

● パーソナリティ障害・自閉スペクトラム症

しかし、とっくに大人になっている人が、いつまでも親に対する恨みを持ち続けているとすれば、何か精神的な問題があるものと考えられるのですが、それには三つの可能性があります。

一つ目は、その人の親による精神的虐待が、実際に尋常でないほどひどかった可能性で、これがいわゆる「毒親」の場合です。親が子どもを強制的に自分の思い通りに動かそうとし、そのためにはあらゆる手段を使います。しかもそれが、口では「あなたのためだ」などと言っていても、本当は子どものためではなく、自分のためなのです。「毒親」は、精神医学的には、パーソナリティ障害（異常性格）であるため、自分のことしか考えられないのです。

しかしながら、だいたい親子の関係というものは客観化しにくく、親の言い分と子の言い分のどちらが正しいのか、第三者からは判断が難しいことが多いものです。しかも、親と子のどちらか、または両方に精神疾患がある可能性を考えると、なおさら話が複雑になり、何が真相なのかわからなくなってきます。それで、大人になっても親を恨んでいるケースについての二つ目の可能性は、逆にその人の方に精神的問題がある場合で、そして三つ目の可能性は、親と子の両方に精神的問題がある場合ということになります。

それでは、子どもの方に問題がある場合、子どももやはりパーソナリティ障害なのでしょうか。確かに、親と子どもが似た者同士で、いつまで経っても不毛な喧嘩を続けているというケースもあります。しかし、もう一つ違うパターンもあり、それは、子どもの方にある種の素質的問題、即ち「自閉スペクトラム症」があって、他人の気持ちが読み取りにくい場合です。

子どもが親の気持ちを読み取れないと、親が考えたのと全然違うこ

とをしてしまうことが頻繁にあるので、親がパーソナリティ障害でない普通の人でも、どうしても子どもを叱責することが多くなります。子どもの方では、何も悪意はなく、ただ親の言うことが理解出来なくて間違ったことをしてしまうだけなのに、そのたびに叱られるので、次第に親は自分を迫害する敵だと見なすようになります。

　それで、だんだん親の言うことを聞かず、反抗するようになりますが、この反抗は正常な思春期の反抗とは違うのです。正常な思春期の親に対する反抗は、親以外の視点を取り入れて自分の考えを正当化し、親の意見の押し付けに対して抗議するのですが、自閉スペクトラム症の子どもの場合は、単に親を敵と見なして即物的に反抗しているのです。その反抗は時に動物的な攻撃となり、親に噛みついたりもします。

　自閉スペクトラム症の人は、他人の気持ちを読み取ることが難しいため、大人になってもなかなか他人の考え方を取り入れることが出来ません。そのため、第三者的な視点から「親は親、自分は自分」と割り切ることが出来ず、いつまでも親を恨み続けることがあります。もっとも、親を恨み続けるとは言っても、生活は親に頼り切りである場合が多いので、他人からはわがままを言っているようにしか見えないのですが……。

　以上をまとめると、思春期の子どもが親に反抗することは正常な成長過程であって、一時的に親との間に激しい争いがあっても、大人になれば収まり、むしろ適度な距離を保った親子関係を作れるものと期待出来ます。しかし、子どもに自閉スペクトラム症がある場合は、その反抗の意味合いが違っていて、親に対する恨みと即物的な反抗が長く持続し、親を攻撃して苦しめ続けることがあります。親としては、自閉スペクトラム症の子どもとはあまり争わない方がよいでしょう。

どうして、思春期の女の子は父親を毛嫌いするのですか。

父親嫌い

 思春期の女の子にとって、"異性"は危険な存在です。特に生理が始まり子どもが産める身体になると、"胎児"を危険から守ろうとする本能が働きます。それで父親もアウトなのです。

● 「生理的に受け付けない」

　思春期の女の子が父親のことを毛嫌いすることがあります。父親に何か特に変わった所があるとか、その娘に対して嫌なことを言ったりしたりした訳でもないのに、娘は父親が傍に来るだけでも嫌がるのです。父親にとっては理不尽で、悲しくまた腹立たしいことですが、これはなぜなのでしょうか。

　「生理的に受け付けない」という表現があります。理屈ではなく、ちょっと見ただけで、ギャーと叫んで逃げ出したくなるような、身体が拒否するような嫌悪感のことです。これはほとんど女性しか使わない表現で、女性の中でも若い大人の女性がよく使います。「受け付けない」対象で多いのは虫や軟体動物などの生き物で、人間の場合ではたいてい中年男性です。

　私の大学のゼミに所属していた女子学生がこの表現に興味を持って研究しました。その学生自身、現在はクモやゲジゲジはもちろんのこと、蝶やカブトムシなどすべての虫に対して「生理的に受け付けない」感覚を持っているのですが、子どもの頃にはそんなことはなく、カブトムシに触ることも平気で出来ていたと言います。どうしてある年齢

以降にそれほど強い嫌悪感が出て来たのか、自分でも不思議なので、研究テーマにしたということでした。

大学の同級生たちを対象としてアンケートを行った結果、わかったことは、この「生理的に受け付けない」という感覚はやはり男性より女性に圧倒的に多いということと、女性でも小さな子どもの時代にはなかった人が多いということ、そしてこの感覚が出てきたのは11歳から14歳の時期だった人が多く、15歳以降に出てきた人は少ないということでした。つまり、女性の思春期以降に出て来る感覚だということがわかったのです。

つまり、「生理的に受け付けない」という感覚は、文字通り「生理＝月経」が始まるとともに出て来るものらしいのです。これはどういうことなのでしょうか。

● **女性の本能は合理的**

自然環境には感染症を引き起こす細菌・ウイルスや寄生虫がたくさんいて、性交の際に相手からそういう感染症を移される危険があります。性病やその他の感染症に罹ること自体は男性も女性も同じで、もちろん女性から男性に移すこともありますが、女性は身体の奥深くに男性の性器と精液を受け入れるため、感染の危険がより大きいのです。さらに、妊娠した場合には、その感染症が胎児に移ってしまう可能性があり、その結果、胎児に大きな障害が生じてしまうリスクがあるのです。

ですから、女性が月経が始まって生殖可能年齢になると、感染症を持っていそうな不潔な人を寄せ付けたくないと感じるようになるのは、出来るだけ危険を避けるという意味で、とても合理的なことなのです。

具体的にどのような人が「生理的に受け付けない」、嫌悪感の対象

111

なのかを答えてもらうと、間違いなく入って来るのが「不潔な人」「体臭や口臭が強い人」です。また皮膚に吹き出物などの病変がある人も嫌悪感の対象になります。これらはすべてその人が感染症を持っている可能性を表わすシグナルだと解釈することが出来ます。体臭・口臭が強いのは、その人の体内で腐敗菌がはびこっているというシグナルですし、吹き出物は

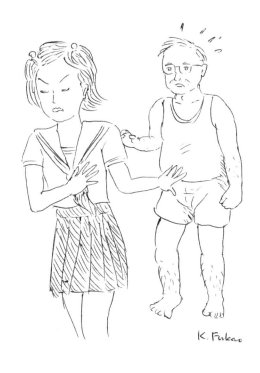

さまざまなウイルス感染の症状で、近寄ると吹き出物の浸出液から感染する可能性がありますから、近寄ってはならないという強いシグナルになる訳です。

　感染症の徴候のある人を嫌悪する本能はもちろん男性にもありますが、女性は感染症を持った男性に襲いかかられて強制的に性交されるという可能性がある訳ですので、感染症を持っていそうな男性には近寄らないように本能が強く働いているのです。

　しかし、なぜ実の父親までが嫌悪の対象になるのかと、まだ納得出来ないお父さんもいるでしょう。父親は娘にとって性交の対象であるはずがないではないかというのでしょう。常識的にはそうですが、『旧約聖書』の「ロト記」にも描写されているように、実際には古今東西、

父親と娘の性交は珍しくありません。ですから、実の父親を他の男性と区別せずに嫌悪する女性の本能はやはり合理的なのです。

むしろ、女性としての本能が現われて来て、父親を毛嫌いするようになった女の子に、その嫌悪感を我慢させて父親と同居させている方が無理なことなのです。とはいえ、この父親に対する毛嫌いは、たいてい10代の終わり頃には和らぎ、20代に入ると父親に対する抵抗が減って来ます。これはおそらく本能に対してより高次の心理的な抑制が働くようになるためだと考えられます。逆に、その時期になっても娘が父親を毛嫌いし続けているとすれば、娘がよほど未熟な人なのか、あるいは父親が実際に不潔な人なのかのどちらかでしょう。

 どうして、思春期の女の子はすぐに笑い転げるのでしょうか。

箸が転んでもおかしい

 女の子たちは、何でもないことでやたらに笑うことによって、自分がまだ大人になっていないことを示します。そうすることで、**性的対象となることから逃れて**いるのです。

● 「ありえない！」

「箸が転んでもおかしい年頃」という言い方があります。食事中にたまたま自分の手から箸が落ち、コロコロと食卓の上を転がった、それだけでおかしくてプーッと吹き出し、我慢出来ずにゲラゲラと笑い出し、そのまましばらく笑い続ける。そういう、周りの人が見ると何

も面白くないようなことでも、とてもおかしく感じられて、やたらに笑う年頃という意味です。これは女性の思春期のことで、同じ年頃の男性にはこのような現象は見られません。なぜ思春期の女の子は、なんでもないことがおかしくてたまらないのでしょうか。

これも当然、女性の性的成熟に関わる現象だと考えられます。しかし、笑いというのは人間にしかない行動ですので、動物の行動を参考にして理解することが出来ません。思春期の女の子がよく笑う理由を理解するためには、女の子たちの他の行動と結び付けて考える必要があります。

思春期の女の子たちは、よく「信じられない！」「ありえない！」などと言います。これらは本来、対象を現実の物事として受け入れられない時に使うべき最も強い表現です。しかし女の子たちは、自分の想定や自分にとっての「常識」をちょっとはみ出すだけで、すぐにこれらの表現を使います。これは逆に言えば、自分の想定や自分にとっての「常識」を根拠もなく絶対化しているということです。思春期の女の子たちは、大人から見ればごく狭い知識と経験しか持っていないのに、このように自分の考えを絶対化するのですから、ある意味で傲慢なことです。

しかし、もし大人がそういう女の子に向かって、「君が知らないだけで、世の中ではこれが当たり前なんだよ」とか「それは日本では珍しいというだけで、外国ではよくあることだよ」と教えてあげれば、「いや、そんなはずはない！」「そんなこと、私は知らない！」などと言って反発する子どももいるでしょうが、たいていの場合は「えー、私、知らなかった」「そうなんだー」などと言って素直に引き下がります。つまり、強い表現を安易に使っているだけで、実際は全く傲慢でも反抗的でもないのです。

それでは、女の子たちはなぜそういう自分を絶対化するような表現を使うのでしょうか。それは、一種の自己表現なのだと考えられます。女の子たちは、「客観的にはどうなのかわからないが、少なくとも私は知らない」と言うべき場面で「信じられない」「ありえない」と言ってしまうのですが、そういう言い方をすることによって、自分の主観世界の幅を外部に向かって表現しているのだと考えられるのです。

　自分の主観による判断が周りの大人たちによる客観的判断と合っていればそのままでよいし、違っていれば修正すればよい。どちらにしても、強い表現を使うことで自分の考えを相手に押し付けようとしている訳ではなく、むしろ自分の考えが外部に通用するかどうかを確認するために表現しているのです。

　といっても、女の子自身がそのように意識して、わざとやっているという訳ではありません。本能的にそのような表現になってしまうということです。「ありえない！」などと偉そうな表現を使っても、それにより、かえって周りの大人から「この子はまだ子どもだな」と思われることも多い訳ですので、それは自然と女の子自身の精神的成熟度の表現になっているのです。

　これはおそらく、身体的にはかなり成熟して来ていても、精神的成熟が追い付いていない女の子が、「大人に見えても、中身はまだ子どもですよ」というシグナルを発することで、大人の男たちから性的対象と見られることを避けるための仕組みなのでしょう。

● 「常識」の表現

　笑いについても「信じられない、ありえない」という表現と同じように考えることが出来ます。なぜならば、何かを「おかしい」と感じて笑うことは、その何かに対して「自分の常識からすれば普通ではな

い」という判断を含んでいるからです。「おかしい」という日本語に「面白い」という意味と「普通でない、異常だ」という意味の両方があることからもわかるように、何かに対して「おかしくて笑える」という感覚は、同時に「普通でなく異常だ」という感覚を伴っているのです。

つまり、何かを見聞きした途端にプッと吹き出してゲラゲラ笑いだすということは、その何かが普通でなく異常だと感じているからなのです。逆にいつも見慣れているものはおかしく感じませんから、これは当然でしょう。

そうすると、笑うことによって、その人は自分の「常識」を表現していることになります。たとえば、別に女の子でなくても、誰でも見慣れない外国人の奇妙な行動を見て、思わず吹き出して笑ってしまう場合があるでしょう。これはもちろん相手に対して失礼なことですので、我慢すべきなのですが、笑いというのはクシャミやゲップと同じような生理学的反射なので、一旦始まるとやめることが出来ません。しかし、その外国人の出身地域の文化習慣を知っている大人は、その行動を見てもおかしいと思わず、笑わないでしょう。笑わないことは知識と経験の広さを表わし、逆に笑うことは知識と経験の狭さを表わしている訳です。

● 「笑い発作」

以上は思春期の女の子に笑いが出やすいことについての心理学的な解釈ですが、それとは別に脳科学的な解釈もあります。

てんかんの一種で、「笑い発作」という病気があります。何もおかしいことがないのにクスクスと笑ってしまう発作が出るものです。こういう発作を持っている人は、生まれつき視床下部に良性腫瘍がある場合が多いので、視床下部に笑いの中枢があることがわかります。も

ちろん、この病気は珍しいものですから、普通の女の子の笑いやすさには関係がありません。ただし、視床下部には性欲の中枢や食欲の中枢もあることを考えると、思春期の女の子がすぐに笑うのは、性欲・食欲が爆発的に増大して来る思春期には、ついでに近くにある笑いの中枢も刺激されるために、笑いが出やすくなるということなのかもしれません。

どうして、標準語を使ってしまうのですか。

心理的距離感と言葉

子どもにとって、クラスメートとの距離感が近過ぎるのは、時に面倒なものです。それで感情のこもりにくい標準語で距離を取ります。また自閉スペクトラム症の可能性も考えます。

● 標準語とプライド

　思春期の子どもたちが、親しい友だち同士なのに、「〜じゃないですか？」「〜だと思いますよ」などと丁寧な標準語で話し合っていることがよくあります。大人から見れば、不自然によそよそしく見え、せっかくの友だち関係にわざわざ壁を作り合っているように見えるので、少し不快に感じるものです。思春期の子どもたちは、どうして使い慣れた方言を使わずに、標準語でよそよそしく話し合うのでしょうか。

　もちろん、丁寧な標準語で話すこと自体は悪いことではありません。むしろ行儀のよいこととして、学校などでほめられる可能性もありま

す。実際、私が通っていた大阪の小学校では、大阪弁を使わずに標準語を使うように指導されました。しかし現在では、地方の文化的特色を保存しようという考えが強くなっているため、このような指導はされなくなっています。

　また、歴史のある名門校の生徒たちが、他の学校の生徒たちから自分たちを差別化するために、わざわざ標準語で喋るということもあるかもしれません。実際、子どもたちが標準語で喋るということは、普通の中学校・高校よりは、男子校・女子校を問わず、進学校でよく見られることなのです。しかし、大正時代の高等女学校の生徒とは違って、現代の進学校の生徒たちが、周りの目を意識しながら、自分たちをエリートとして差別化するために標準語を使っているということは、あまりなさそうに思われます。もちろん、現代でも進学校の生徒たちは高いプライドを持っているのですが、そういうエリート意識を直接行動に表わすことは格好の良くないことと思われています。

● **心理的距離感**

　それでは、それまでは方言で話していた子どもたちが、思春期を迎えると急に標準語で話し合うようになるのはどうしてなのでしょうか。それは、思春期以前と思春期以後では、同年代同性の他人に対する距離感が変化するからだと考えられます。小さな頃は、相手の年齢が自分より上か下か同じか、また同性か異性かによって多少言葉遣いを変えていたとしても、基本的に気軽に方言で話していたものが、思春期に入ると、最も気を遣わなくてよいはずの同性同年代の相手に対する言葉遣いに気を遣うようになり、結果として、最も感情的な波風の立ちにくい丁寧な標準語で話すようになるのです。

　同性同年代の他人、特に学校のクラスメートというのは、最も心理

的距離が近く、容易に親しくなれる間柄のはずです。だからこそ、思春期の子どもたちは神経質になるのです。相手がすぐに自分のテリトリーに入って来られるほど距離の近い人物であるからこそ、勝手にずかずかと入り込んで来られないように、わざと自分から距離を取るのです。そして互いに距離を取り合うのに便利な道具こそが丁寧な標準語なのです。なぜなら、方言のまま発言の内容を変えて距離を取るということは、相手に失礼に当たってしまう可能性が高いのに対して、言葉遣いを標準語に変えさえすれば、内容を変えなくても十分に距離が取れるからです。また、標準語は感情がこもりにくく、相手を傷つける可能性が比較的低いからです。

　つまり、思春期の子どもたちが丁寧な標準語で会話をするのは、心理的な距離感の模索の表われなのです。この行動が特に進学校の生徒たちによく見られるのは、そういう子どもたちは知能が高いので、より内向的で、互いの心理的距離に敏感だからだと考えられます。

● アスペルガー症候群

　それとは別に、相手が誰かは関係なく、どんな時でも、方言を使わずに不自然な標準語で話す子どもがいます。そういう子は、自閉スペクトラム症である可能性があります。この障害のある人は話し方に特徴があり、あまり方言を使わないのです。

　「自閉スペクトラム症」という概念は、もともと古典的な自閉症とアスペルガー症候群と呼ばれるもっと軽い発達障害を程度の差で連続的な障害と見なすことで成り立ったものです。古典的な自閉症は言語的コミュニケーションに障害があります。自発語の出現が遅く、自発語が出てからも、テレビコマーシャルの文句や電車内のアナウンスなどの決まった言い回しを一方的に発話するばかりで、なかなか普通の

会話が成立するようになりません。そのため、学習にも著しい困難があり、一般的に知能は低いのです。一方、アスペルガー症候群は基本的な言語能力に問題がなく、学習に大きな困難はないので、知能は低くありません。特定の物事に対して強い興味とこだわりを持って知識を収集するので、幼い頃から「物知り博士」などと呼ばれていることも多いのです。

しかしながら、アスペルガー症候群の人は非言語的コミュニケーションに障害があり、自分の気持ちを表現することが苦手なだけでなく、他人の気持ちがわかりにくく、そのためになかなか友達が出来ません。この点で、アスペルガー症候群は言語能力が十分でも、本質的に自閉症と同じ障害だと考えられているのです。

そのアスペルガー症候群の人たちの話し方は、古典的自閉症の人のように決まった言い回しを繰り返す訳ではありませんが、不自然に丁寧で、堅苦しいのです。そして、生まれ育った土地の方言を使うことが苦手なのです。その理由は次のように考えられます。

● 感情表現と言葉

本来、人が言葉を覚えるのは、学校や幼稚園や教材から学ぶ以前に、母親や兄弟を初めとする周囲の人たちの言葉を吸収し、模倣することからと考えられます。学校や幼稚園や教材から学ぶ言葉は標準語で、リアルな感情がこもっていないのに対して、母親や兄弟や同年代の子どもたちの言葉には、その時の状況に従ったリアルな感情がこもっています。幼児が言葉を覚えるのは、ある現実の状況の中で、周りの人たちの感情を共感的に理解しながら、その感情自体とその表現としての言葉を同時に学習するものであるはずです。そして、方言やイントネーションは、感情表現に強く結び付いています。

ところが、自閉スペクトラム症の人たちは、周囲の人たちの気持ちを理解することが難しいため、言葉をこのようにそれに伴う感情とともに学習することが出来ません。そのために、方言やイントネーションをしっかり身に付けることが出来ないのです。周りの人たちが日常的に使っている言葉ですから、この障害の人たちも方言の語彙は十分知っており、周りの人たちの方言による会話を理解することは出来ています。しかし、感情表現が身に付いていないため、方言を使いこなすことが出来ないのです。

● 「いじめ」の対象となる危険
　さて、二人の思春期の子どもが不自然に丁寧な標準語で話し合っているのに気付いた時、私たちはどう考えるべきでしょうか。第一の可能性は、二人とも自閉スペクトラム症ではなく、思春期特有の距離感の模索として標準語を使っているだけだということです。第二の可能性は、二人とも自閉スペクトラム症だということですが、これは珍しいケースでしょう。第三の可能性は、二人のうち一人が自閉スペクトラム症で、もう一人はそうではなく、思春期特有の距離感の模索で標準語を使っているということです。この場合は二人の会話をよく聞いていると、話が噛み合っていないことがわかるでしょう。
　一方は繊細で、相手に自分のテリトリーにずかずかと入り込んでほしくないからこそ、わざと相手に対して距離をとった話し方をしているのに対して、もう一方は鈍感で、相手の気持ちを推し量るということが出来ず、言葉遣いは丁寧であっても、相手のプライバシーに触れることまでずけずけと話しているのです。このような場合、一方が他方を傷付けているのに、傷付けている方がそのことに気付くことが出来ないので、二人は決して仲良くなれないでしょう。このような訳で、

相手との距離に特に敏感になる思春期には、共感性に障害のある自閉スペクトラム症の人は周りの子どもたちに嫌われ、いじめられてしまう危険が高まります。

 どうして、同級生をいじめるのでしょうか。

いじめ

 子どもの世界は閉じられています。学校・教室という閉鎖空間では、いじめはじめじめと増殖します。「逃げる場所」がないのです。そんな場合は、いじめられている子は不登校もOK、転校してもいいのです。

● 思春期のいじめ

　思春期の子どもたちが、よく同級生の間でいじめをして、いじめられた子が不登校になったり、さらにひどい場合は自殺してしまったりします。子どもたちはどうしてあれほど同級生をいじめるのでしょうか。

　いじめというものは思春期以前の子どもにもあり、また思春期以後の大人にもありますが、思春期に最も激しくなります。いじめには大きく分けて、殴ったり蹴ったりの暴力による身体的いじめと、持ち物を隠したり、クラス全員で無視したりという精神的いじめがあります。身体的いじめは男の子に多く、精神的いじめは女の子に多いのですが、思春期にはそのどちらも激化します。

● 身体的いじめ

　身体的いじめが思春期に増えるのはなぜでしょうか。それは、思春期には身体が急激に発達し、筋力が付いて来るからです。身体が大きく力の強い子が、身体が小さく力の弱い子を身体的にいじめるということは、思春期以前の幼い頃からよく見られることです。それが習慣になっているところに、思春期になって筋力が付き、いじめっ子に自分の力を試してみたいという気持ちが出て来ると、そのはけ口として弱い子をいじめるので、暴力が激しくなるのです。

　もちろん、そんなことをしてはいけないという道徳心も育って来ますから、必ずそうなる訳ではありません。しかし、特に集団で一人の子をいじめている場合には、暴力がどんどんエスカレートしてしまう傾向があります。暴力は、もちろん受ける方にとっては「生き地獄」のように苦痛なのですが、振るう方にとってはスポーツのような快感があり、癖になるものだからです。

　それでも、いじめっ子がいじめられている子の苦しみに対して少しでも共感すれば、暴力を振るい続けているうちに嫌な気持ちが湧いてきて、ブレーキがかかるはずです。しかし、いじめっ子がもともと素質的に共感性の低い場合があり、そういう場合はブレーキがかかりにくく、極端な暴力を振るってしまうのです。

　また、いじめっ子の共感性が低く、相手の気持ちがわからないとしても、暴力を振るい過ぎれば大変な結果になるということがわかっていれば、理性と想像力によってブレーキがかかるはずです。つまり、本気で顔を殴れば骨折するし、本気で腹を蹴れば内臓が破裂して命に関わるということがわかっていれば、そんなことはしないはずなのです。ところが、残念ながら、思春期の子どもたちは理性も想像力も大人ほどには働かないので、実際にそういう結果が出てしまうまで、暴

力がとまらないことがあるのです。

　ですから、周囲の大人たちは、思春期の子どもたちが暴力的ないじめの快感に浸っていないか、いつも注意していなければなりません。

● **精神的いじめ**

　それでは、精神的ないじめが思春期に増えるのはなぜでしょうか。こちらは、思春期に社会性が急激に発達することによると考えられます。特定の子をクラスのみんなで無視するいじめは、みんなが協力しなければ出来ません。また、特定の子の持ち物を隠して困らせるいじめも、クラスの誰かがその子に隠された物を貸してあげたら効果がなくなりますので、やはりクラスのみんなが協力しなければ出来ないことです。この"協力"が社会性です。

　つまり、やられている子にとっては「生き地獄」のように辛い精神的いじめも、やっている方にとっては集団的な連係プレーなのです。いじめられている子の気持ちはそっちのけで、みんなで協力して目的を達成したという満足感を得ているのです。

　このような集団的いじめには、必ず中心になるリーダー格のいじめっ子がいます。どういう方法でいじめるか、そのいじめをいつまで続けるかなどは、特定のいじめっ子が決めています。ですから、集団的いじめというものは、一人のリーダーの命令に従って他のメンバーたちが動く形の集団行動であって、このリーダーはチームスポーツのキャプテンあるいは監督に当たります。

　リーダー格のいじめっ子にとっては、集団いじめが自分の思ったように実行されるということは、自分の命令が全員に及んでいるということなので、支配欲が満たされて、大きな満足感があるでしょう。やっていることは道徳的に良くないことなのですが、このような命令の発

動は一面では、リーダーの素質を育む機会でもあるのです。なにしろ学校生活では、生徒たちは授業にしろクラブ活動にしろ、ほとんどいつも教師の指導の下に動いていますから、このように生徒が生徒に命令して動かすという機会は貴重なのです。

　もちろん、クラスの中には、このような集団的いじめに参加せず、いじめられている子を助ける子もいます。しかし、そういう単独行為は、今度は自分がいじめられる立場になるという大変な危険を伴うことです。それがわかっているからこそ、ほとんどの子どもはいじめられている子を助けないのです。

　特に共感性の高い子どもは、いじめられている子の辛い気持ちに共感し、かわいそうだと感じて、助けようか助けまいか迷います。もし勇気を出して助けたら、いじめっ子たちの怒りを買い、今度は自分が集団からいじめられることを覚悟しなければなりません。しかも、いじめっ子たちは、「裏切り者は許さない」という見せしめの意味で、最初にいじめられている子よりも、それを助けた子の方をより激しくいじめるかもしれないのです。ですから、正義感のある子ほど悩むことでしょう。

　それとは別に、逆に共感性の低い子ども、たとえば「自閉スペクトラム症」の子どもは、周りの他人の気持ちを読み取ることが難しいために、クラスで集団いじめが起きていることに気付かず、結果としていじめられている子を助けることがあります。

　一方、いじめっ子にとっては、どの子をいじめるかということは、誰を味方にして誰を敵にするかという戦略的判断です。もしその判断を誤って、人気のある子をいじめるように命令を出してしまうと、それまで自分の言うことを聞いていじめを行っていた子どもたちが裏切って、いじめを実行しなくなります。下手をすると、その人気のあ

る子がもう一人のリーダーになって逆の命令を出すことによって、自分がいじめられる立場になってしまう可能性さえあるのです。
　こういうことは、大人の世界の政治的駆け引きにそっくりなので、その練習だと見なすことも出来ます。大人の世界で権力を持つリーダーになるタイプの人は、おそらく子どもの頃には多かれ少なかれ、集団的いじめのリーダーだったことがあることでしょう。

● 「不登校」が救う
　以上に述べて来たように、思春期の子どもたちにとって、身体的いじめも精神的いじめもゲームのようなものです。子どもたちも、自分がいじめられる立場になったら辛いということはわかるのですが、それはたまたま外れ籤(くじ)を引いたとかジャンケンに負けたようなものであって、運が悪いのだと考えます。ですから、いじめが発覚した場合に、いじめっ子たちに反省させることによっていじめをなくすことはなかなか難しいのです。
　時折、大人になってもこのようないじめをする人がいます。しかし、大人の世界では、いじめは思春期の世界ほどには効果がありません。なぜかというと、身体的ないじめをされたら警察に訴えてとめてもらうことが出来ますし、精神的ないじめとして物を隠されても、新しく買い直したり、どこかから借りてくるなど、いろいろ対処法があるからです。つまり、大人の世界では、外部に助けを求めることが出来るので、いじめの効果が薄いのです。逆に、子どもの世界のいじめがあれほど子どもを追い詰めるのは、ひとえに子どもの世界が閉じられているためなのです。
　身体的いじめと精神的いじめのどちらの場合も、いじめられている子どもにとっては「生き地獄」のように辛い状況になります。しかし、

第2章　思春期のこころの風景――一人前の身体と半人前のこころ

　いじめが本当に辛いのは、それから逃げる方法がない場合か、ないと思い込んでいる場合です。子どもたちは、家庭と学校以外に居場所がないと思い込んでいるために、自殺というところまで追い詰められてしまうのです。
　したがって、学校でいじめられている子を救う方法は明快です。即ち、転校する、あるいは自宅で勉強するなど、学校に通わなくても良いように環境を変えることで、いじめられている子は救われるはずなのです。

 どうして、夜更かしをしたがるのですか。

夜更かし

 まだ幼かった頃、夜になると眠くて仕方がなかった頃、その時期を超えて思春期に入ると、子どもたちは「夜の魅力」に負けて夜更かしをします。夜遊びをします。夜は子どもたちの解放区なのです。

● 小さな子は夜更かしが出来ない
　思春期の子どもは夜、寝るように言ってもなかなか寝ようとせず、12時を回って午前1時、2時になってもまだゴソゴソして起きているため、親が叱らざるをえなくなります。それで朝は毎日眠くてなかなか起きられないのですから、母親としては「だから早く寝なさいと言ったでしょう！」と怒鳴りたくなってしまうのです。どうして彼らは朝眠いとわかっているのに、毎晩夜更かしするのでしょうか。

127

小さな子どもは夜更かしをしません。小さな子どもが夜遅くまで起きていると、親たちが「こんなに遅くまで起きていたら鬼がさらいに来るぞ」などと言って脅かして、むりやり寝かせようとします。しかし、小さな子どもが夜更かししないのは、そうやって脅かされるためだけではありません。むしろ、夜更かししたくても出来ないからなのです。

　よく「自分は夜型だ」などと言って夜更かししている大人がいますが、人間は夜行動物ではないので、誰でも夜は眠るように出来ています。確かに、大人は仕事のために夜頑張って起きていることが出来ますし、時にはお酒を飲んだりして楽しむためにも夜更かしをします。しかし、これらは本能に逆らってしていることです。その証拠に、夜勤や交代勤務を長く続けていると、日勤だけの人と比べて明らかに健康度が低くなり、寿命も短くなると考えられています。

　これに対して、小さな子どもは、夜遅くなると強い眠気に襲われて、頑張っても起きていることが出来ません。本能に逆らう大脳新皮質の力がまだ弱く、身体の健康を守る本能の力に負けるからです。小さな子どもは空腹感や眠気のような本能的欲求に大人のようには抵抗出来ないのです。

● **思春期の子どもの夜の使い方**

　それでは、小さな子どもと大人の間である思春期の子どもたちはどうでしょうか。思春期の子どもたちは、性欲という新しく出現した本能と格闘しなければなりませんが、一方で幼い頃から感じてきた食欲や睡眠欲に対しては、抵抗する力が急速に強まって来ます。そして、本能的欲求にある程度抵抗出来ることが、一人前の大人として認められることに繋がると本人たちも感じています。それで、夜遅くなって眠気が差し、あくびが出て来ても、「眠くない！」と強がりを言って

我慢して起きているのです。それは、「自分はもう大人だ」という自己主張の一つの形なのです。

　思春期の子どもたちの夜更かしは「眠くない！」という強がりから始まるのですが、それを毎晩繰り返していると、また別の側面が出て来ます。それは夜更かしに特有の楽しみです。

　夜中というのは、周囲の活動がやみ、静かな時間です。入浴してすっきりし、寝間着に着替えて布団に入り、いつでも眠れる態勢に入ると、気持ちがぐっと落ち着いてきます。その態勢で、親しい友だちに電話をかけて話したり、SNSでメッセージをやりとりしたりすることで、昼間には得られない親密さを感じることが出来ます。特に女の子たちは、起きている間中、友人たちと繋がっていたいという気持ちを持っていることが多いので、眠る前のこの時間は、友人たちとの繋がりを強く感じる特別な時間になっているのです。

● 依存症の夜更かし

　では、夜更かししている子どもたちは、必ず友だちと通信しているのでしょうか。いえ、そうとも限りません。なにしろスマホを持っている限り、時間にかかわらず好きな動画や漫画を視聴することが出来る訳ですから、布団に隠れてイヤホンを着けて視聴している可能性は大きいのです。シリーズ物のアニメなどを視聴していると、なかなか途中でやめることが出来ず、深夜まで視聴し続けているかもしれません。

　それでも、アニメはまだしも自分一人でやっていることなので、自分でやめることが出来ますが、最も自分でやめることが難しく、依存性が高いのがソーシャルゲームです。ソーシャルゲームでは、顔も本名も知らない人たちとゲーム上だけで仲間になり、何歳でどんな生活をしているかもわからない人たちに引っ張り込まれて、毎晩ほとんど

眠らずにゲームをするようになってしまいます。そして、当然ながら朝起きられず、学校に行けなくなり、不登校から高校中退に至ってしまう場合も多いのです。こういう状態を「ネットゲーム依存症」と呼び、近年激増して社会問題となってきています。

● 夜遊び、夜の魅力

　思春期の子どもを持つ親の中には、次のような悩みを持っている人もいるでしょう。「布団の中でゴソゴソして夜更かしするくらいならまだいい。うちの子どもは夜な夜などこかに出かけて夜遊びし、朝方帰って来て寝ている。いくら止めるように言っても聞かない」。

　特に週末の夜には「オール」（オールナイトの意味）などと言って、夜明けまで遊んで朝帰りする子どもがいます。高校生に多いのですが、中学生にもいるでしょう。

　深夜の街は、人通りが少なく、ひっそりしています。空気はひんやりとして澄んでいます。昼間より声がよく通るので、叫んだり笑ったりすると、遠くまで響きます。暗くて寒いことを除けば、身体を動かして遊ぶのに都合が良い条件が揃っているのです。だから、夜中に出歩く思春期の子どもたちは、自転車で走ったり、ボールを蹴ったりして、意外に健康的に遊んでいることも多いのです。

　しかし、思春期の子どもたちが夜中に外出することを好むのは、もちろんそのような理由だけではありません。深夜は人通りが少ないということは、つまり大人の眼が少ないということです。いつも自分たちを監視し、いろいろとうるさく制限してくる大人たちが見ていないのですから、深夜の街はいわば子どもたちの解放区なのです。そこで何でも自分たちのやりたいように出来るという解放感に浸って、大騒ぎするのです。

第2章　思春期のこころの風景——一人前の身体と半人前のこころ

●「夜は魔物である」

　ところが、そもそも思春期の子どもたちは自分たちの体力や性欲を持て余していて、自分で十分にコントロール出来ませんから、もし何でも好きなようにすると、かえってまずいことになるのです。夜遊びでは、思春期の子どもたちはいつも大人たちに禁じられていることを実際にやってみて、結果としてまずいことになり、それがなぜ禁じられているかを思い知る経験をするでしょう。

　「夜は魔物である」というのは、どの文化にもある常識の一つです。大人であっても夜には、特にアルコールを摂取した場合には、自分の欲求に対するコントロールが出来なくなり、トラブルを起こしがちになります。思春期の子どもがアルコールを摂取した場合はもっと危険ですし、摂取していなくても、彼らはそもそも自分の欲求をコントロール出来ないので、とんでもないことになる危険が大きいのです。そのことを、実際に犯罪行為をしてしまってから後悔するより、一歩手前で学んでほしいものです。

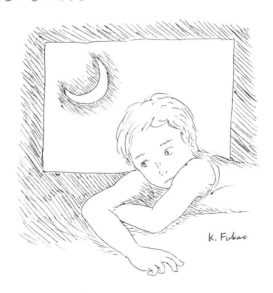

131

どうして、家出をしようとするのですか。

家出

 動物は成長すると親から離れます。人間も思春期に入ると家を出たいという欲求が生じます。これは「本能」とも言えます。家出を抑え付けると「引きこもり」になる場合もあります。

● 「家出少女」の危険な計画

　思春期の子どもが週末ごとに夜遊びをして朝帰りするようになったら、家族としては心配でしょう。しかし、それでもまだ家に帰って来るだけましだと言えるかもしれません。朝になっても帰って来ない、次の日になっても帰って来ないという場合もあります。それはつまり家出状態です。

　「家出少女」という言葉がありますが、「家出少年」という言葉はありません。もちろん男の子も家出をすることはあるのですが、女の子と比べると、あまり世間の注目を引かないのです。そして家出少女が注目されるのは、性犯罪の被害者になりやすく、危険だと思われているからです。世の中には、家出少女を自分の欲望の餌食にしようと狙っている悪い大人の男がたくさんいるのです。

　家出少女はたいていの場合、何かのきっかけで家族との仲が決定的に悪くなり、感情的になって、後先のことを考えずに家を出て、誰か他人の家に泊めてもらいます。泊めてくれるような同性の友人がいれば、本人も家族もまず安心でしょう。しかし、そういう場合ばかりではありません。

泊まる所の当てのない家出少女が公園などで野宿することもあるでしょうが、女の子の場合、野宿しようと思ってもなかなか出来ません。どこにでも悪い大人の男がいて、すぐに見付かってしまうからです。変な男に声をかけられて、恐くなって逃げ出し、帰らないつもりだったのに帰ってくる女の子もいることでしょう。

　しかし、家出少女の本当の問題は、そんな子どもっぽい話ではありません。実際には、家出少女はしばしば、声を掛けてきた変な男に付いて行ってしまうのです。それどころか、最近の家出少女は、家出をする前にあらかじめ、インターネットで泊めてくれる男を探しておいて、その男の所に行くのです。もちろん相手は会ったこともない、素性の知れない男です。女の子はその見知らぬ男の所に自分から行き、その結果、その男の欲望の餌食にされるのです。またそれ以上の恐しい事態を招くこともあります。

● 「独り立ち」という健康な衝動・家出

　そんな恐しい危険があるのに、どうして女の子たちは家出をし、見知らぬ男に身を任せてしまうのでしょうか。それは、女の子たちの本能が、性欲がそうさせるのです。女の子たちは本能的に、生まれ育った家を出て、見知らぬ男と出会い、その男と一緒に暮らしたいと思っているのです。男の子にもまた、生まれ育った家を飛び出して、気に入った女性と一緒に暮らしたいという気持ちが出てきます。

　思春期は身体的に成熟し、子どもを産むことが出来るようになる時期です。それは動物であれば、親の保護から離れて独り立ちする時期です。身体が成熟してくると、自分を産んだ親と一緒に暮らしていることに居心地が悪くなり、どこかへ出て行って、誰か別の人と一緒に暮らしたいと思うのです。そういう意味では、家を出たいという気持

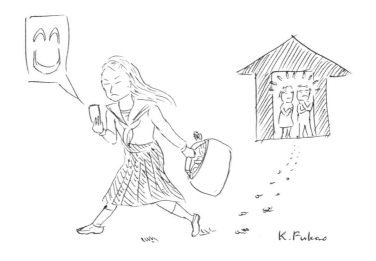

ちは健康な衝動なのです。

　人間の場合、身体的には10代半ばで成熟します。しかし複雑な社会の中で独り立ちしてやっていけるようになるまでには、まだまだ精神的な成熟が十分でないので、20歳前後までは大人扱いされないのです。つまり、思春期の子どもたちは、身体的には既に大人になっているのに、精神面だけで子ども扱いされているのです。

　子どもたち自身も精神面ではまだ一人前でないことを自覚しています。しかし、成熟した身体は外に出たがっています。思春期の子どもたちは、外に出たがる自分の身体を、「まだ早い」と自分のこころで止めている、いつもこころと身体の間で引き合っている緊張状態なのです。そこに、親や兄弟と喧嘩するなど、ちょっとしたきっかけがあれば、こころのブレーキが外れてバランスが崩れ、「どうして我慢してこんな家にいなければならないのか」という不満が噴出して、一気に外に飛び出してしまうことになるのです。

　そういう訳で、家出をしたい気持ちは健康な衝動だと考えられます。

第2章　思春期のこころの風景——一人前の身体と半人前のこころ

　それでは、その衝動を抑え付けるとどうなってしまうのでしょうか。結果はその子どもの素質によってさまざまでしょうが、比較的よくある一つの形が引きこもりです。引きこもりは長期間続くことが多く、近年では40代のもはや中年の人が最も多いと言われていますが、始まりはやはり思春期です。「引きこもり中年」になってしまった子どもを長年見守って来た親たちは、家出をしたいという健康な衝動がある子どもたちを羨ましく思うものなのです。

 どうして、インターネットに熱中するのですか。

ネット依存

 インターネットを使えば、広く世間に対して意見を述べたり、自己表現をしたり出来ますから、楽しいのです。良い面と悪い面がありますが、女の子には多く危険な誘いとなります。

● ネットに熱中

　思春期の子どもがインターネットに熱中し、それが高じて、勉強をしないどころか、食事もろくに取らず、昼夜逆転して、ついには不登校になってしまうことがあります。どうして思春期の子どもたちはそれほどインターネットに熱中するのでしょうか（図2−2）。

　一概にインターネットに熱中するといっても、いくつかのタイプに分かれます。それぞれのタイプによって、生活への影響の深刻さが違いますので、別々に見ていきましょう。

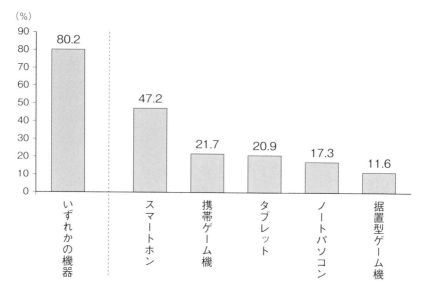

図2-2 青少年のインターネットの利用率（平成28年度）
　青少年の約8割が、いずれかの機器でインターネットを利用しており、利用機器は多様化している。
　調査対象は、満10歳から満17歳までの青少年。
　「いずれかの機器」とは、スマートホン、格安スマートホン、携帯電話、ノートパソコン、デスクトップパソコン、タブレット、携帯音楽プレイヤー、携帯ゲーム機、据置型ゲーム機、インターネット接続テレビのいずれか。
内閣府「青少年のインターネット利用環境実態調査」より改変引用。

● アダルトサイト

　一つ目は、インターネットにあふれている商業的な性情報、つまりアダルトコンテンツを載せているアダルトサイトの視聴に熱中するということで、これは特に男の子にはありがちなことです。実は大人の男性でもよく密かに熱中していますので、このことで大人の男性が思春期の男の子を本気で叱ることは難しいと思われます。それほど男性の性欲は女性の裸体などの視覚的信号によって刺激されやすいものなのです。

男の子が「今からアダルトサイトを見よう」と思って自分の意志で見始める場合ももちろんあるでしょうが、どちらかといえば、全く別のサイトを見ている時に、勝手にアダルトサイトの広告が紛れ込んで来て、ついそちらに気を取られて、少し覗いてみたところ、とても興奮してしまい、見続けてしまうというパターンが多いと思われます。男性の性欲がそういう形で唆(そそのか)され、簡単に引っかかってしまうことを、アダルトサイトの運営側はよくわかっていて仕掛けているのです。インターネットをアダルトサイトに繋がりにくくするサービスがありますから、それを利用するのもよいでしょう。

● **ゲーム漬け**

二つ目は、ネットゲーム（オンラインゲーム）に熱中することです。

ネットゲームに限らず、ゲームというものはみな適度に難しく、しかも練習すると上達して獲得点数が増えるように作ってあり、だからこそ何回でも繰り返ししたくなって、だんだんそれに熱中し、時間とエネルギーを費やしてしまうものです。もし学校でいじめに遭っているなど、外に出たくない理由があれば、ゲームへの熱中は簡単に引きこもりの原因になると考えられます。

不登校で引きこもり状態になっている思春期の子どもが毎夜、会ったこともない他人を相手にゲームに熱中しているというケースがよくあります。これは昔には全く考えられなかった、ある意味で不気味な状況ですので、両親はとても心配になるでしょう。しかし、こういうネットゲームへの参加で知り合った人たちが外で実際に会い、その後親しく付き合う場合もありますし、さらにそれが異性の場合は、交際した後に結婚するというケースもあるようです。ですから、他人や異性との出会いの場としても機能していることは確かです。

いずれにしても、ゲーム自体より現実の人間関係の方が面白いと思えれば、その人はいずれは引きこもりをやめるでしょう。

● **出会いの場**
　三つ目は、インターネットを介した他人との通信に熱中することです。インターネット上のコミュニケーションは基本的に匿名で行われますが、だんだん気心が知れてくれば、互いに年齢・性別・住んでいる地域などを明かしあって、それらの条件が近ければ、実際に会おうということになります。そうやって、実際に会える友人が増えていくなら、たとえば学校でいじめに遭っていて、学校生活が楽しくない子どもに生きがいが出来る訳ですので、とても良いことです。実際、引きこもりになってしまっている子どもが、インターネット上の友人とだけは楽しくやりとりしている場合もよくありますので、そういう通信については、親は邪魔をすべきではないでしょう。
　しかし、世の中には悪い大人がいて、思春期の子どもたちのインターネット上のコミュニケーションを悪用することがあります。特に、思春期の女の子に性的な興味を持っている大人の男がいつも狙っています。インターネット上でおかしな大人の男たちが、女の子の気を引くように、たとえば悩みの相談に乗るなどと言って、誘ってきます。女の子たちは、好奇心も手伝って、けっこう簡単に引っかかってしまい、実際にそういう男に会いに行って、セックスを体験してしまうことも多いのです。思春期の女の子たちにとっては、大人の男との性的な関わりは一種の冒険で、わくわくするようなことでもあるのです。

● **動画を投稿**
　インターネットとビデオカメラの技術の進歩により、自分で撮影し

た動画をインターネットに乗せて世界に流通させることが可能になっています。この技術は現在では誰にでも、しかもほとんど無料で利用出来ますので、世界中で非常に多くの人が利用しています。

その中には、マスメディアには乗りにくい世界各地の情報、特に政治的に混乱した地域の実態を映し出した動画や、災害や事故の発生直後に一般人が偶然に撮影した動画など、社会的な価値の高いものも多くあります。一方で、たとえば自分の赤ちゃんやペットを撮ったものなど、趣味的な動画も多くあります。

また、動画を簡単に世界に向けて発信出来るため、さまざまな自己表現にも利用されています。公的な発表の機会の少ない芸術・芸能については、自分で撮影した動画の動画サイトへの掲載がきっかけになって世の中に広く知られ、プロの芸術家・芸能人として自立する人も出て来ています。一方、人に見せるほどの芸がなくても、特に若い人は自己表現をしたがるものなので、安易な自己表現も大量に投稿されています。

思春期の子どもたちにとって、動画サイトで自己表現したいという欲求自体は健全なものだと思います。思春期は自意識過剰で自己主張の強い時期ですし、狭い家族の中から抜け出して、広い世界に何かを訴えかけたいというのは自然な感情です。

現代の子どもたちはインターネットで簡単に自己主張出来ることのありがたさがわかっていないので、ただやみくもに自分の動画を撮って投稿する場合があります。自己主張のための動画の投稿でも、たとえば世界の同世代の子どもたちに訴えかけるなど、真面目な内容のものであれば悪いこととは言えません。しかし、自己主張のための自己主張や自己陶酔、そしてとにかく注目を集めたいための悪ふざけのエスカレートには注意が必要です。

どうして、恐いものを見たがるのですか。

恐いもの見たさ

 思春期に感じる恐怖は、男女で違いがあります。狩りの本能を持つ男の子は恐怖に挑戦します。女の子は恐怖を楽しみます。どうも女の子には恐怖を喜びに変える「回路」があるようです。

● 恐怖を楽しむ心理

　思春期の子どもには、恐いものを好んで見たがる傾向、つまり「恐いもの見たさ」への嗜好があります。これは個人差も大きく、思春期でも誰にでも同じように現われる傾向ではありませんが、思春期以前にはほとんど見られないものです。

　小さな子どもは恐いもの、たとえば肉食獣が吠えている姿やお化けが襲いかかってくるような絵は嫌がります。それは、自然界の中で肉食獣に出会えば捕食されるしかなかった人類の祖先の姿を反映しているようで、自然なことと思われます。それが、子どもが思春期になると、恐がっていた肉食獣やお化けを恐がらず、むしろ好んで見ようとするようになります。これはどういうことなのでしょうか。

　男の子は思春期になると狩りをする本能が目覚めて来ますから、強い動物に対しては恐がって嫌うだけでなく、その動物の強さに憧れ、挑戦したいという気持ちが出て来ます。またお化けに対しても、本当は恐いのだけれど、その恐さに打ち勝つ勇気を持たなければという義務感が出てきて、「肝試し」に参加したりします。しかし、これらは勇気や挑戦という心理であって、「恐いもの見たさ」とは違います。

「恐いもの見たさ」は女の子に顕著に見られる傾向で、男の子の勇気や挑戦という前向きの心理とは質が違うものです。思春期の女の子はジェットコースターなどの恐怖感を与えるアトラクションを好むことが多いのですが、それは男の子たちが、意気地なしと思われたくないために、我慢してそういう乗り物に乗るのとは全く違う心理に基づいています。

女の子たちは、恐怖を我慢しようとはしていません。むしろ、感じうる限りの恐怖を感じて、それを楽しもうとしています。彼女らは、ジェットコースターに乗って「キャー」と絶叫し、降りた後に「あー恐かった」と楽しそうに言います。そんな女の子たちを見て、「そんなに恐いのに、どうして進んで乗るのか」と男の子は理解出来ません。

このように、女性は思春期になると恐怖を楽しむ心理が現われて来るのですが、これは男性にはあまり見られないものです。恐しい化け物や殺人鬼が出てくるホラー映画が好きなのも、圧倒的に女性です。若いカップルが、女性の方の好みでホラー映画を見に行き、映画が終わって女性が「面白かった」と満足しているのに対して、男性はひどく憔悴して、「こういう映画はもう二度と見たくない」と懲りていることがよくあります。ホラーを楽しめるのは女性の特権のようなものなのです。

● **恐怖が喜びに変わる仕組み**

ジェットコースターに乗って笑いながら絶叫している女の子たちや、ホラー映画を見て「ギャー！」と驚いた直後にゲラゲラ笑う女の子たちを見ていると、まるで自分で自分をコントロール出来なくなる状態が楽しくて仕方ないようです。こういうことは、自然界で肉食獣に襲われて恐怖を感じるという場面を想定するなら、ゲラゲラ笑いながら

食べられてしまう訳ですから、とても不合理な反応のように見えます。

　この一見不合理な心理は、女性の性欲のあり方に関係しているように思われます。性交においては、基本的に男性は積極的・能動的で、女性は消極的・受動的です。そのため、女性にとっては性交、特に初めての性交は、男性という他人を自分の身体の中に受け入れるという、かなりの覚悟を必要とする行為になります。もちろん相手の男性に好意を持っていれば、少なくとも嫌悪を感じることはない訳ですが、それでもやはり初めての場合は、いくらか恐怖はあるでしょう。

　また、不潔な男性を受け入れることによって、病気を移される可能性があるので、そう簡単には男性を受け入れないように、本能的に性交に恐怖を感じるようになっていると考えられます。しかし、あまりにも恐怖が強過ぎると、性交の機会を逃し、生殖に失敗してしまうので、恐怖の程度は強過ぎず弱過ぎず、ちょうど良い加減になっている必要があるのです。

　そこで、恐怖が場合によっては喜びに変わるような仕組みが作られているのではないかと考えられます。つまり、若い女性が性交に対する恐怖を乗り超えることが出来るように、恐怖を楽しむ神経回路が準備されているのではないかと考えられるのです。

　このように、「恐いもの見たさ」は女性の性欲のあり方に関係した感情であると考えられます。ただし、「恐いもの見たさ」自体は性欲ではなく、単に恐怖を喜びに変換する神経回路の表現であるため、性に関すること以外にも、いろいろな形を取りうるのだと考えられます。

第2章　思春期のこころの風景――一人前の身体と半人前のこころ

娘が殺人事件の犯人に興味を持っているようなのですが、異常ではないでしょうか。
殺人犯への興味

思春期の女の子にとって「殺人犯」の気持ちを理解しようとすることは、自分の中の闇の部分を開拓することと繋がっています。「殺人犯」という恐いものを見ることで、自分自身を理解しようとしているのです。

● 心理的な興奮

　思春期の女の子の一部は、殺人事件の犯人、中でも連続殺人犯（シリアルキラー）の話を好んで、こっそり資料を集めて読んだりしています。連続殺人犯というのは、肉食獣やお化けと違って現代社会の中に現実にいるものであって、誰にとっても避けたい最悪の存在だと考えられますが、女の子たちは、そうであるからこそ興味を持つようです。

　連続殺人犯にもいくつかの種類がありますが、一番多いのは、若い女性ばかりを狙ってレイプした上で殺すタイプです。つまり、性欲が暴力に直結した危険な変態性欲者の男です。思春期の男の子がこういう殺人犯に興味を持っているとしたら、性欲が危険な方向に発展している可能性があり、厳重に注意すべきです（第1章Q8参照）。

　それに対して、思春期の女の子たちにとっては、自分が被害者の立場になる訳ですから、このような殺人犯は、考えるだけでも震えるほど恐しい存在であるはずなのです。それなのに、どうしてわざわざそのような殺人犯に興味を持って資料を集めたりするのでしょうか。

　男の子がこういう殺人犯に興味を持つことが心配なのは、加害者としての殺人犯に心理的に同化して、性欲と暴力が結び付いてサディズ

143

ム（加虐嗜好）になっているものと考えられるからです。それでは、女の子の場合はどうなのでしょうか。男の子とは反対に、被害者の女性たちに同化して、暴力的に扱われることを想像して性的に興奮するマゾヒズム（被虐嗜好）になっているのでしょうか。

おそらく、そういうことではないでしょう。いくらマゾヒストでも、殺されてしまっては元も子もないからです。また実際には、連続殺人犯に興味を持つ女の子たちは、事件の性的な側面については、むしろ無視する傾向があるのです。ですから、彼女らは、殺人犯の犯した殺人について詳しく知ることで、性的に興奮している訳ではないのです。

彼女らは「どうしてこんなに残酷なことが出来るのだろう」と疑問を持ち、殺人犯の残虐な心理状態について想像しているのです。彼女らが殺人犯の研究にのめり込んでいるのは、性的な興奮によってではなく、心理的な興奮によってなのです。そして、その心理的興奮とは、単なる「恐いもの見たさ」とは違うと考えられます。

● **自己理解の表現**

同じ「恐いもの」でも、殺人犯の場合は野獣ともお化けとも違い、人間ですから、内面を想像することが出来ます。そして、殺人犯の極度に残虐な内面を理解しようとして想像することは、思春期の女の子たちにとっては、辛く不快な気持ちにさせますが、それと同時に、自分の中にも残虐な要素があると気付くことでもあります。

というのは、他人の気持ちを理解するということは、自分の中にその同じ気持ちを感じるということだからです。もし相手の気持ちを全く理解出来ないなら、それほど興味を持つことはないでしょう。女の子が何人もの殺人犯に次々と興味を持つのは、自分がある殺人犯の気持ちをいくらか理解したように思い、そのことによって自分自身のこ

れまで知らなかった部分を発見したという喜びを感じたために、その喜びの再現を求めて、また別の殺人犯に興味を持つのだと考えられます。

　つまり、殺人犯という「恐いもの」を見ることは、自分の中の「恐いもの」を発見することに繋がるのです。女の子たちがあれほど熱心に殺人犯のことを調べるのは、自分の中の闇の部分を開拓することに直結し、自己理解が深まるからだと考えられるのです。

　ですから、思春期の女の子が殺人犯に興味を持つことは、必ずしも異常な変態趣味ではなく、自分自身を理解したいという気持ちの一つの表現だと捉えるべきなのです。

 娘が子ども同士で殺し合う内容の小説を好んで読んでいるのですが、大丈夫でしょうか。
　　　　　　　　　　　　　　　　　　　　虚構と現実の間

 虚構と現実の境を失って彷徨する子どもたちがいます。思春期の少女、少年にとって、小説の中の"残酷"は魅力的なものです。ただ小説を読んで殺人願望を持つという極端な場合は、アスペルガー症候群を疑います。

●『バトルロワイアル』と「佐世保事件」

　思春期の女の子は、空想の世界にのめり込みやすく、また残酷な話に魅かれる傾向がありますので、親が読むとびっくりするような残酷な小説や漫画を好んで読んでいることがあります。そういう読書には悪影響がないのでしょうか。

145

『バトルロワイアル』という有名な小説があります。そのストーリーは、全体主義国家「大東亜共和国」で、毎年中学3年生が50クラス選ばれて殺人ゲームに参加させられ、最後の1人になるまで殺し合うという設定で、その殺し合いを生々しく描いたものです。第5回日本ホラー小説大賞の最終候補に残ったものの、審査員から「非常に不愉快」「こういうことを考える作者が嫌い」「賞のためには絶対マイナス」などと多くの不評を買って受賞を逃したと言われています。しかし、1999年に単行本として出版された後、2000年には実写映画化されて大ヒットしました。

中学生たちが殺し合うという内容は異様で、大人たちは眉を顰めたのですが、主人公たちと同年代の中学生たちからは熱狂的に受け入れられました。この作品はただ残酷なだけではなく、多くの登場人物たちに詳細な設定があり、中学生たちの心理的な現実に沿っていたことが大きかったようです。

この作品は商業的には大きな成功を収めましたが、評価は分かれていますし、作品としての質は高くないと言われています。一方、この作品に影響を受けて書かれた多くの後追い作品に比べれば、質も相対的には高いという評価もあります。

しかし、この作品の社会的影響としては、少なくとも一つの悲惨な事件が起こってしまいました。それは、2004年に起こった「佐世保小6女子同級生殺害事件」です。

これは、当時11歳の小学6年生の女の子が、仲良しだった同級生の女の子の首をカッターで切って殺してしまった事件です。直接のきっかけは、被害者の女の子が自分のウェブサイトの上で加害者の女の子について書いたことが、加害者の女の子にとって腹立たしかったということだったようです。しかし、それは大した内容ではなく、それだ

けならとても相手を殺すような理由になるとは思えません。

　加害者の女の子は逮捕後、取り調べに対して、「前夜に見た探偵ものドラマにカッターナイフで人を殺害する場面があり、それを参考にした」と述べたとのことですが、これは既に殺意を固めた後、殺害の方法の参考にしたということだと思われ、なぜ殺意を持ったのかはやはりわかりません。

　加害者の女の子は、もともとおとなしい普通の女の子だったようですが、小学５年生の終わり頃から精神的に不安定になっていったようです。人と話す時に相手の目を見なくなり、目を泳がせて落ち着かない素振りを見せることがしばしばあり、また些細なことで逆上し、罵詈雑言を吐いたり、カッターナイフを振り上げたりするようなこともあったと言います。

　そして、ちょうどその時期に当たる５年生の１月にウェブサイトを開いて、そこに『バトルロワイアル』の二次創作小説を発表しているのです。それは、自分の６年生のクラスと同じ人数の38人が殺し合いをするストーリーで、登場人物の性格や名前が同級生に似ており、被害者の女の子と同姓の登場人物が物語の中で殺害されるというものです。

　加害者の女の子は、学校でも小説家か漫画家になりたいと言っていたそうですが、本人が好んで読み、友だちに貸していたのは、もっぱら『バトルロワイアル』か、ホラー小説だったようです。

　読んだ小説や漫画に影響を受けて創作に目覚め、自分の書いた作品を誰かに読んでもらいたくて、ウェブサイトを作って発表するということ自体は、感受性が鋭くなる思春期の子どもにはよくあることでしょう。それでは、この女の子のどこが普通と違ったのでしょうか。

● アスペルガー症候群との関わり

　実は、加害者の女の子は事件後、少年審判を経て児童自立支援施設に収容され、そこでアスペルガー症候群（自閉スペクトラム症のうち、知能や言語能力が低くないもの）と診断されています。この障害を持っていたことが事件にどのように関係したかについては、はっきりしたことはわかりませんが、次のように推測出来ます。

　アスペルガー症候群の人は喩えや冗談が理解しにくく、言葉の意味を文字通りそのままに（字義通り）受け取ってしまうことが多いのです。そのため、仲良しの友だちが言った冗談を笑って受け流すことが出来ず、逆恨みをしてしまったのでしょう。また、『バトルロワイアル』の残酷なストーリーについても、同世代の普通の生徒たちにとっては、リアルではあってもあくまで架空の話であるのに対し、この女の子にとっては、ほとんど現実だと受けとめられていた可能性があります。その結果、「腹が立ったから殺す」という短絡的な発想に至り、前日見たドラマの殺人シーンを取り入れて、そのまま実現してしまったということではないかと思われます。

　このように、この事件については、加害者の女の子に障害があったことが大きく関わっており、純粋に『バトルロワイアル』の影響だけで起こった訳ではないと考えられます。とはいえ、アスペルガー症候群は珍しい障害ではなく、この障害を持っている子どもはどこにでもいます。『バトルロワイアル』に限らず、この障害を持っている子どもが残酷な趣味を持っている場合は、悲惨な事件に発展しないように、厳重な注意が必要です。

第2章　思春期のこころの風景――一人前の身体と半人前のこころ

どうして、見え透いたホラを吹くのでしょうか。

ホラを吹く

思春期のホラ吹きには、「子どもの空想遊びのための嘘」と「大人の自分の利益のための嘘」が混じっています。いつまでも収まらない場合は「演技性パーソナリティ障害」を疑います。

● 自分を大きく見せる

　思春期の子どもの中には、ホラを吹く子がいます。それもたまに相手を選んで吹くのではなく、しょっちゅう、誰に対してもホラを吹くのです。その時その時に出まかせでホラを吹くので、以前に言っていたことや、他の人に言っていたことと辻褄が合わなくなることもよくあるのですが、それでも反省せずにホラを吹き続けます。

　周りの子どもたちも、最初の何回かは騙されたけれど、いつもいつもなので、今では本当ではないとわかっており、騙された振りをして付き合ってあげているのです。というよりも、周りの子たちは、みんなが自分のホラにすっかり騙されていると思い込んでいるらしいその子の気持ちが理解出来ず、その子のホラにどう答えればよいのか困っているのです。ホラ吹きの子は、いったいどうしてホラを吹き続けるのでしょうか。

　ホラというのは嘘の一種で、事実よりも大きな話にすることです。法螺貝を吹くと大きな音が出るので、大きな話の喩えとして使われている言葉です。たいていの場合、自分が立派な人だと他人に思わせたいために、事実より大きなことを言うのです。

149

最近流行っている言い方で、「話を盛る」というのがあります。ご飯を大盛りにするように、話を事実よりも大きく加工することです。話の内容は全く根も葉もない嘘という訳ではないにしても、事実からは遠いので、

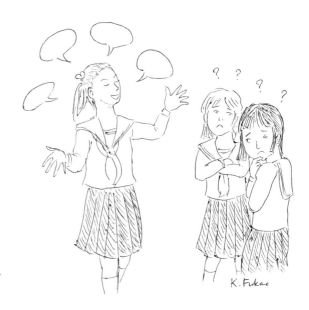

やはり嘘をついていることになります。これもホラ吹きと似ていますが、「話を盛る」動機には二種類あるようです。一つはホラ吹きと同じで、自分を実際よりも大きく立派に見せたいという動機ですが、もう一つは、自分を良く見せたい訳ではなく、話をより面白くしたいという動機です。

　何か面白い出来事があって、それをみんなに話して楽しみを分け合いたい時に、実際よりも少し大げさに言うことで、面白さが倍増するかもしれません。事実を曲げることは嘘をつくことですが、場面によっては、事実かどうかはあまり問題ではなく、とにかく面白ければ良いということも確かにあります。たとえば、ギスギスしがちな職場の人間関係を和らげる効果もあるでしょう。人が集まっている時に雰囲気を盛り上げるために「話を盛る」、即ち事実を曲げてでも話を面白く加工するのが癖になっている人もいます。

● 大人の嘘、子どもの嘘

　このように、嘘にはさまざまな社会的機能があります。しかし、使い方を誤ると問題を起こしますし、うまく嘘をつくためにはそれなりの技術が必要です。小さな子どもは、まだその技術を身に付けていませんから、うまく嘘をつくことは出来ません。

　小さな子どもを躾ける時には、「嘘をつくのは悪いことです」「絶対に嘘をついてはいけません」と言い聞かせます。もちろん実際には、大人の世界にはさまざまな嘘がありますし、悪い嘘だけでなく、相手を傷付けないための嘘や落ち込んでいる人を励ますための嘘など、良い嘘もたくさんあります。しかし、大人のように複雑なコミュニケーションを行っていない小さな子どもが嘘をつくのは、ほとんどが人を騙して自分だけ得をしようとするか、自分がやった悪い事をごまかすためなので、小さな子どもに対しては「嘘は絶対にいけない」と言って教育する方がよいのです。

● 空想の世界と嘘の世界

　ところで、小さな子どもはほとんどいつも「ごっこ遊び」で空想の世界で遊んでいます。空想というのは現実ではありませんから、嘘の世界だとも言えます。実際、小さな子どもはごっこ遊びに他人を巻き込もうとする時、「これは○○ということね、本当は違うけど」などと言って説明します。小さな子どもは空想の世界に入って遊んでいる時、実はそれが現実ではないということをよくわかっているのです。ただ、「この石がチョコレートだったらいいな」とか「このシーツがドレスだったらいいな」という願望を外界に投影させて、楽しい空想の世界を作り出しているのです。

　こういう空想のための嘘は、他人を騙そうとしてつく嘘とは質が違

います。他人を騙すための嘘は、相手が抵抗なく事実だと信じてくれなくてはならないので、基本的には現実的な内容で、ごっこ遊びに巻き込む時の嘘のような空想的なものではないからです。ところが、思春期の子どものホラ吹きは、この二つの種類の嘘が混じっています。思春期のホラ吹きは、自分の空想をそのまま相手に話して、それを相手に本気にしてもらおうというものだからです。

　思春期のホラ吹きは、大人の詐欺師のように、相手を騙すことによってお金を引き出そうと思っている訳ではありません。自分は平家の末裔だとか、ロシア人の血が入っているとか、外国人の許婚がいるとか、ハワイに別荘があるとか、あるいは家に猫用の部屋があって20匹の猫を飼っているとか、とにかく自分がそうであってほしいという願望による空想を、事実であると相手に思わせたいのです。これは小さな子どもが友だちをごっこ遊びに巻き込もうとして、自分の空想を相手に共有させるのと似ていますが、違うのは、自分には嘘だとわかっている空想を、相手には嘘ではなく事実だと思わせるところです。

● 空想を事実とする

　思春期は、空想の世界に浸っていた子ども時代から、現実の世界へと無理やり引き出される時期です。一部の子どもは、それに対して空想の力を強めることで抵抗しようとします。そういう子どもの中から、たとえば「ハリー・ポッター」を書いたJ・K・ローリング（本名ジョアン・ローリング）のようなクリエイティブな人が出て来るのです。ローリングのような作家は、壮大な嘘であるフィクションの物語を創り出し、それによって世界の人々を魅了し、世界の人々とそれを共有することで、フィクションを現実と同じくらい強い存在として確立する訳です。

しかし、空想の力で現実に抵抗することが悪い方向に行った場合には、ホラ吹きという形になってしまいます。つまり、自分の空想をフィクションとしてしっかり構築し、他人からフィクションとして支持してもらうのではなく、他人を騙して事実だと信じさせることによって、自分の勝手な空想を維持しようとするのです。言い換えれば、他人の信じる気持ちのエネルギーを盗んで、自分の空想を維持するために利用するのです。

● **嘘をつく快感**
　ホラを吹くことには独特の快感があるようです。それは一つには、相手を意のままに操っているという征服感でしょう。しかし、おそらくそれよりも強いのは、他人が自分のホラ話を信じると、自分にもそのホラ話が事実であるように思えてくるという自己暗示の効果でしょう。そうであってほしいが、事実はそうではないという現実の厳しさがいくらか和らいで、「もしかしたら、事実そうなのかもしれない」と思えて来るのです。
　それは今にも夢が現実になりそうな感覚で、大変な快感でしょう。そしてそれを繰り返すことで、麻薬中毒のような、一種の嗜癖になるのだと考えられます。快感を味わうことに熱中していると、周りが見えなくなります。それで、ホラ吹きの子どもは、周りの子どもたちがとっくに嘘だと気付いてあきれているのに、自分だけが気付かないで、同じようなホラを吹き続けるのです。

● **大人になると収まる？**
　成人式で久しぶりに中学校の同級生たちに会った際、ホラ吹きだった人だけが来ておらず、ホラに付き合わされた友だち同士で「あの子、

あんなことやこんなことをいろいろ言ってたけど、全部嘘だったんだよね」などと話して、みんなでその人を軽蔑することになることがあります。ホラ吹きだった当人は、おそらく昔馬鹿げたホラを吹いていたことが恥ずかしくて、同級生たちの前に出て来られなかったのでしょう。こういう場合は、ホラ吹きの当人が、友だちを騙していたことを悪かったと反省しているとは限りませんが、少なくとも恥ずかしがっているので、人格が良い方向に変化したと考えられます。

あるいは、ホラ吹きの当人が成人式に来ていて、悪びれずに「久しぶりー」などと挨拶して来る場合もあります。そういう場合は、昔の友人たちは、いろいろホラを吹かれたことについて、「あれは嘘だったんでしょ？」と確認したい気持ちがありながらも、確認しなくても嘘であったことは明らかだし、わざわざ昔のことを言い出して気まずくなるのも嫌だと考えて、言わずに済ますことが多いでしょう。

● **演技性パーソナリティ障害**

そこでもし誰かが「あれは嘘だったんでしょ？」と確認したとしても、ホラ吹きだった人は、「私そんなこと言ってたっけ？　ごめん、忘れた」などと言ってごまかすでしょう。なにしろ次から次にスケールの大きな嘘をついていた人ですから、都合の悪いことを忘れたと嘘をつくことなど、全く平気なのです。結局、昔ついた嘘を忘れたという嘘で強引になかったことにする訳です。この場合は、ホラ吹き本人が、昔ホラを吹いていたことを反省していないばかりか、今でも嘘をつき続けることでうまくやっていけると考えている訳ですので、人格は悪いままだと言えます。

このように、その時その時に出まかせの嘘をついて、周りの人を自分の都合の良いように操ろうとする人がいます。これは昔から「虚言

癖」と呼ばれて来たもので、現代の精神科で使っている診断名としては「演技性パーソナリティ障害」に当たります。こういう人は、嘘をつくのがうまいというより、嘘をつくことが癖になっていて、いつも何か嘘をついていないと不満なのです。

　虚言癖のある人は、いつもこころに寂しさを抱えていて、周りの人に注目されたいために嘘をつくのだと言われます。そして虚言癖の人は、嘘がばれそうになるたびに嘘を嘘で塗り固めて、どんどん自分を追い込み、最後には自滅してしまいます。嘘は、まるで麻薬中毒のように快感を伴うので、やめたくてもやめられなくなるものなのです。

　ですから、ホラ吹きは放っておいていいものではありません。普通は成長とともに自然に収まるものですが、何らかの理由で収まらずにこじらせると、だんだん周囲から見放されて孤立し、悪くすると犯罪（詐欺）などの社会問題を起こしてしまいます。したがって、ホラ吹きがなかなか収まらない場合は、周囲の人たちがはっきり指摘することで抑制すべきです。

コラム　STAP細胞事件

● 嘘が事実となる時

　ここで、虚言癖と考えられる例として、「STAP細胞事件」の主役であるOさんを取り上げましょう。

　Oさんは、理化学研究所の研究ユニットリーダーだった2014年1月に「STAP細胞」という新発見を権威ある雑誌「ネイチャー」に発表して、ノーベル賞級の発見だと騒がれました。しかも、Oさんがまだ30歳と若い女性で、美貌の

155

持ち主である上に、白衣の代わりに割烹着を着て実験をしている、研究室の壁を真っ黄色に塗っているなど、キャラクターとして派手な特徴があったため、一気に人気が沸騰しました。

ところが、まもなくその論文に不正があることが発覚して、Oさん自身は抵抗しましたが、共同研究者たちの意見により、同年6月に論文は取り下げられました。さらに、彼女が2011年に提出した博士論文にも不正が発見されて、2015年11月に博士の学位を取り消されました。

このSTAP細胞事件にはさまざまな見方があり、Oさん一人が悪いのではないという意見もあります。しかし、Oさん自身に科学者にあるまじき人を欺く行動があり、しかもそれが何年も前からずっと積み重ねられていて、Oさんの人格を疑わざるをえない状況であることは確かです。

具体的には、実際には実験をしていないのに、したかのように実験結果のデータを捏造したり、データを都合の良いように改竄したりしていたのです。STAP細胞というものがあることの根拠さえ捏造されていたので、結局はSTAP細胞というものは実在しないと判断されることになりました。

しかも、その結論が出るまでの間にOさんがしたことと言えば、まるで芸能人のように、目立つ衣裳を着て大きな会場で釈明会見を行い、眼を潤ませながら、「STAP細胞はあります！」「200回以上作成に成功しました」などと断言してみせることでした。その後は体調不良を訴えて入院し、弁護士を通して無実を訴え続けましたが、STAP細胞の実在を証明する科学的なデータは何一つ出せませんでした。理化学研究所はOさんを犯罪者扱いしないように気を配りながら、

半年もかけて再現実験をやらせたのですが、STAP細胞は全く再現出来ませんでした。

　この事件の過程で2014年8月に、Oさんの上司で世界的な研究者だったS氏が自殺しています。事件の責任を感じて精神的に追い詰められた結果だったと考えられていますが、これは国家的な損失とも言える悲劇でした。Oさんが嘘をついているという自覚があり、そのために恩師であるS氏を自殺に追い込んでしまったと考えたならば、自分の罪深さを感じて謝罪しそうなものですが、これまでのところ、そういう公式発言はありません。

● 願望を事実とする時

　それでも、反省してひっそりと世を忍んで暮らしているのならまだ良いのですが、全くそういう訳ではないのです。2016年1月には『あの日』と題した手記を発表して、徹底的に自分を正当化し、共同研究者に罪をなすり付けています。さらに、著名作家の支援を受けて、女性雑誌に日記を連載し、グラビア撮影にも応じています。こういう所に強い自己中心性と自己顕示欲がよく現われています。

　Oさんは自己顕示欲が強いだけでなく、自己アピールにかなり長けているようです。大学にはAO入試で入学していますし、理化学研究所で若くしてユニットリーダーになったのも、正規の手続きを踏まない例外的な抜擢人事だったようです。先に述べた釈明会見も堂に入ったものだったので、科学研究の事情に詳しくない人たちには、彼女が本当のことを言っていて、弾圧を受けている被害者なのだと信じる人が、

157

特に中年男性には多かったのです。

　このような事件を起こしたОさんが、思春期の頃にどんな子どもだったのかについては、残念ながらほとんど情報がありません。しかし、STAP細胞が捏造だったということがわかる前の時点で、高校の同級生から興味深い証言が出ていました。「思い込みの強い人だった」というのです。具体例として、同級生の女子たちの憧れの的だった男子生徒と付き合っているとОさん自身が言い触らしていたのですが、実際はそんな事実はなかったというのです。このエピソードが示しているのは、Оさんが自分の願望を現実と取り違えて他人に言い触らし、他人がそれを信じなくてもあまり気にしなかったらしいということです。

　この高校時代のエピソードをSTAP細胞事件に重ねて考えれば、STAP細胞とはОさんの願望による空想の産物であり、実在しないにもかかわらず、Оさん自身がその実在を自分で信じ込んでしまったのではないかということです。Оさんは、小さな嘘を積み重ねて作り上げた自分の空想に飲み込まれてしまったのではないでしょうか。

第3章

思春期に起こる病気

―― こころと身体のせめぎ合い

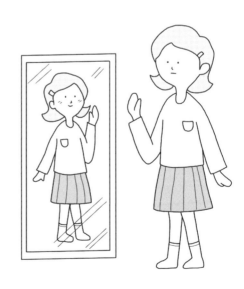

娘が時々意識を失って痙攣します。幼児期にあったてんかんが再発したのでしょうか。
てんかんとヒステリー①

 ヒステリーかも知れません。ヒステリーは古代からある病気で、若い女性に多く見られます。症状がてんかんに似ているので混同されることがありますが、てんかんは脳の病気、ヒステリーはこころの病です。

● てんかんかヒステリーか

　てんかんは脳の細胞が一斉に異常活動することにより、意識がなくなったり全身が痙攣したりする発作症状が繰り返し出現する病気です。

　この病気にはいろいろな偏見があり、よく言われるのは「生まれつきの遺伝的な病気だ」ということです。しかし、実際には、生まれつきの素質である場合もあり、生まれてから罹った脳炎などの病気が原因の場合もあり、さらに事故などによって脳を傷めたことによる場合もあって、いろいろです。したがって、発病する年齢も、生まれてすぐの場合もあれば、幼児期、小学生、さらに遅く成人してからの場合もあります。

　一番多いのは、乳幼児期に発症し、小学校に上がる頃まで時々全身痙攣発作が出ていて、その後はだんだん出なくなるというパターンですが、経過は人によりさまざまに異なります。子ども時代から抗てんかん薬（表3－1）を飲んでいて、発作が出なくなったと思って薬をやめたら、また発作が再発したというケースも珍しくありません。

　しかし、乳幼児期にてんかん発作があって、小学校に上がってから何年も発作が止まっていたのに、思春期になってから急に頻繁に発作

第3章　思春期に起こる病気——こころと身体のせめぎ合い

表3-1　抗てんかん薬

一般名	商品名	副作用（眠気以外）
カルバマゼピン	テグレトール	アレルギー（発疹）、眼の調節障害、ふらつき、手足の脱力
バルプロ酸ナトリウム	デパケン、セレニカ	嘔気、卵巣嚢腫
ラモトリギン	ラミクタール	アレルギー（発疹、皮膚粘膜眼症候群）
レベチラセタム	イーケプラ	記憶障害、不機嫌
トピラマート	トピナ	食欲減退、幻覚・妄想、尿路結石
ゾニサミド	エクセグラン	食欲減退、幻覚・妄想、尿路結石
フェニトイン	アレビアチン、ヒダントール	ふらつき、歯肉炎、多毛

が出て来たという場合、特に女の子の場合は、てんかんの再発ではないかもしれません。てんかん発作に似ているけれども、それは本物のてんかん発作ではなく、心因性の発作である可能性があるのです。

　てんかん発作によく似た心因性の発作を「偽発作（ぎほっさ）」と呼ぶことがあります。また、現在の正式な名称は、「心因性非てんかん性発作（Psychogenic Non-Epileptic Seizure : PNES）」ですが、これらはてんかん学の方からの呼び名で、精神医学の方からは「転換性障害（変換症）」というのが正式な名称です。しかし、いずれにしても、これらの正式名称は一般にはあまり馴染みがないでしょう。それらよりずっと一般に知られていて、歴史的に長く使われてきた名称が「ヒステリー」です。心因性発作はかつては「ヒステリー発作」と呼ばれていたのです。

161

ヒステリー発作は若い女性に現われることが多いので、思春期の娘さんに意識消失・全身痙攣発作が頻繁に現われているというのは、小さな頃のてんかんとは関係なく、ヒステリー発作の可能性があるのです。

● **ヒステリーは子宮の病**
　「ヒステリー」という病気の概念はとても古いものです。「ヒステリー」という名前はもともと「子宮の病」という意味です（ギリシア語の「子宮＝ヒュステロン」から来ている）。古代エジプトや古代ギリシアで、若い女性の子宮が身体の中で動き回って起こる病気だと考えられていたのです。つまり、ヒステリーとは若い女性に特有の病気であって、性的欲求不満によるものだという考えが古くからあったのです。
　現代では、ヒステリーとは、こころの中の葛藤が身体の症状、特に発作症状として現われてくる病気だと定義されています。この定義は主にフロイトの業績によるものですが、フロイト自身は、よく知られているように、こころの病のすべてが抑圧された性欲（リビドー）によって起こると考えていました。つまり、フロイトにとっては、こころの中の葛藤はもっぱら性欲に関するものなので、当然ヒステリーも性的欲求不満の現われだとされていた訳ですが、この考え方は今では支持されなくなっています。
　しかし、フロイトの学説の凋落とともに、ヒステリーと性との関係が完全に否定されるようになった訳ではありません。近年では、新たにヒステリー症状（解離症状）と性的虐待の関係が注目されています。即ち、ヒステリー発作は、幼い頃に性的虐待を受けたために生じた心的外傷（トラウマ）が原因となって起こると言われているのです。
　幼い時期における性的虐待の影響は、他の心的外傷の影響よりも複

雑だと考えられています。というのは、性的虐待の場合、思春期以降に意味がわかって虐待を受けるのと、それ以前に意味がわからず受けるのとでは、心理学的な効果がかなり異なるからです。

意味がわかって受けた場合は、被害感情が強いので、他の心的外傷と似た結果になり、心的外傷後ストレス障害（Post-Traumatic Stress Disorder：PTSD）を発症する場合が多いと考えられます。それに対して、意味がわからずに受けた場合は、被害感情がないだけでなく、性的な興奮の記憶が残り、それが複雑な効果を及ぼして、結果としてヒステリー発作を出現させると考えられるのです。

かつては、女性に対する性的虐待についての社会的意識が低かったために、ヒステリー発作は女性の性的欲求不満の現われそのものだと見なされていました。しかし、現在の考え方では、ヒステリー発作を現わす人は、幼い頃の性的虐待による心的外傷の影響によって、性的興奮のコントロールがうまく出来ないのだと見なされています。

もっとも、現在でも、ヒステリー発作のすべてが性的虐待の結果だと考えられている訳ではありません。ヒステリー発作は、確かに性的興奮の現われのように見えることもありますが、幼児が転げ回ってわがままを言っているように見えることもよくあります。そのような場合は、その人の人格が未熟なために、心的葛藤を自分の中で処理することが出来ずに退行して表現しているものと見なす方が自然でしょう。

● てんかんは「神聖病」

ヒステリー発作とてんかん発作は、見かけは似ていても、メカニズムが根本的に違います。その違いを一言で言えば、ヒステリー発作はこころの病気ですが、てんかん発作は脳の病気だということです。そう言っても、近年ではこころと脳をごちゃ混ぜに考える傾向がありま

すので、わかりにくいかもしれません。

古代ギリシアにおいては、先に述べましたように、ヒステリーが子宮の動きによる病だと考えられていたのに対して、てんかんは「神聖病」と呼ばれ、何か神的な存在に取り憑かれることによって起こる病だと考えられていました。てんかんをギリシア語で「エピレプシア」と言い、これが英語でてんかんを意味する「エピレプシー（epilepsy）」の語源にもなっていますが、この言葉は「脇から捕まえる」という意味で、神的

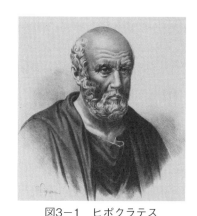

図3-1　ヒポクラテス
紀元前460年頃から370年頃に活躍したとされる。
　ヒポクラテスは医学をそれまでの呪術や迷信から解放し、科学として捉えた。この画像は石版刷。入澤達吉「ヒポクラテス像並同画像考」より。早稲田大学図書館蔵。

な存在が人を脇から捕まえるのがてんかん発作だと考えられていたのです。現代の英語でもてんかん発作のことを「シージャー（seizure）」と言い、これは「捕まえること（to seize）」という意味です。

　この古代ギリシアにおける二つの病気の捉え方は、いずれも科学的ではないのですが、ある意味で対照的です。即ち、ヒステリーが本人の内部から起こってくる病気であるのに対して、てんかんは本人の外部からやってくる病気だということです。

　古代ギリシアの有名な医師ヒポクラテス（図3-1）は、「てんかんの原因はそのような超自然的なものではなくて、脳を傷めたことによるのだ」と書き残しました。これは正確な観察力による優れた洞察だったのですが、残念ながら長らく忘れられていました。キリスト教の支配した中世ヨーロッパでは、てんかんは悪魔の仕業と考えられ、

悪魔払いの対象になっていたのです。

現代医学においては、てんかんの原因は、もちろん神や悪魔といった超自然的存在ではなく、脳の中で起こっている病的現象だと考えられています。その実体は脳の神経細胞の膜電位（注1）の異常であって、その原因はさまざまな遺伝子の異常に加えて、炎症による二次的変化もあることがわかって来ています。

ここで、脳の病気であるてんかんが、科学的知識がない場合には「外から来る」ものと見なされてしまうのはなぜなのかが重要です。てんかん発作は、とても本人が自分の意志でやっているようには見えない、異質な動きを伴います。実際には本人の脳からの命令によって身体が動いているのですが、その命令が、てんかん発作による異常な命令であるため、通常の意思による動きとは大きく違っているのです。まるで操り人形のように、外部の何者かに強制的に動かされているように見えるのです。

それに対して、ヒステリー発作は、どんなに激しく派手な動きを伴っても、それらはすべて通常の意思による動きの延長なので、本人の「外から来る」ものではなく、「内から来る」ものだと見なされるのです。そして、身体の動きが正常の延長であるということ自体が、ヒステリーにおいては脳の機能は正常だということを表わしています。言い換えれば、ヒステリーが脳の病気ではなく、こころの病気であることを表わしているのです。

注1　膜電位　ナトリウム・カリウム・塩素などのイオンの濃度によって決まる細胞膜内外の電位差。神経細胞の場合、一過性にこの電位差が逆転すること（活動電位の発生）によって、情報を伝達する。てんかんは、さまざまな先天的・後天的原因による膜電位の異常のために、活動電位が過剰に発生してしまう状態と理解されている。

てんかんとヒステリーの発作の違いについて、具体的に教えて下さい。

てんかんとヒステリー②

 てんかん発作には決まった形があり、1分から2分間で収まります。ヒステリー発作は形が決まっておらず、長時間持続します。また、誰かが見ているとなかなか収まりません。

● てんかんの「大発作」

　てんかん発作は脳細胞の異常な活動による症状ですから、脳波検査でその異常活動を捉えることが出来ます。それに対してヒステリー発作は脳波異常を伴いませんから、脳波検査をすれば鑑別出来ます。

　しかし、発作というのはたまにしか出現しませんので、発作自体の脳波検査はある程度の期間、検査入院しなければ実施出来ません。発作以外の時の脳波検査でもてんかんと診断出来ることもありますが、逆にてんかんなのに発作以外の時には脳波異常が見られないこともありますので、1回だけの脳波検査で異常所見がなくても、てんかんではないとはなかなか言い切れません。

　脳波検査に頼らなくても、症状自体でもある程度見分けることが出来ます。てんかん発作には、「大発作」と呼ばれる全身痙攣発作以外にも、短時間ぼんやりした状態になっておかしな行動をする「複雑部分発作」など、いろいろな種類があるのですが、ここでは全身痙攣発作についてだけ述べます。

　てんかんによる全身痙攣発作は、前触れなくいきなり意識を失い、全身が硬直して棒倒しに倒れたり、椅子からずり落ちたりし、両腕と

表3-2　てんかん発作とヒステリー発作の対照表

	てんかん発作	ヒステリー発作
原因	脳の神経細胞の異常活動	こころの中の葛藤や不満
発作の形	一定（強直間代痙攣）	不定
発作の持続時間	一定で短い（1〜2分間）	不定で長い（数十分間〜数時間）
意識	完全になくなる	一部は残っている
けが・失禁	多い	ほとんどない

　両脚が下に伸びた形で全身がガタガタと大きく震えます。顔色は血の気が引いて白っぽくなり、眼は開いたままで、口が半開きになって涎（よだれ）が吹き出し、まるで死にかけているような恐しい形相になります。痙攣は長さとしては1分から2分間しか続きませんが、大小便の失禁を伴うことがあります。また、バタバタと腕や脚が激しく動くために、床や椅子などに身体をぶつけて擦り傷や痣（あざ）が出来ることもあります。痙攣が収まった後は全身から一気に力が抜けて柔らかくなり、そのまま大きな鼾（いびき）をかいて眠り込みます。発作後の眠りから覚めた時には、強い頭痛を訴えたり、嘔吐したりします。

● ヒステリー発作は「詐病」？

　これに対して、ヒステリー発作では、突然意識を失うか、あるいは「調子が悪い」「記憶が飛ぶ」などの前触れの症状を訴えた後に徐々に意識が薄れていって、ふにゃりと倒れます。てんかん発作のように全身が硬くなることは珍しく、腕や脚をバタバタ動かしたり、全身をゴロゴロと左右に転がしたりします。眼を閉じて苦しげな表情をしてい

167

ることが多いのですが、顔色はてんかん発作のように悪くはなりません。てんかん発作に比べて時間が長く、数十分から数時間に及びます。しかし、てんかん発作のように擦り傷や痣などのけがを負うことは稀で、大小便の失禁を伴うこともまずありません（表3-2）。

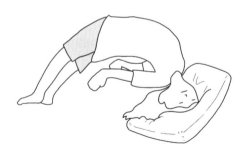

図3-2　ヒステリー弓
フランスの神経科医、ジャン＝マルタン・シャルコー（1825～1893）によって紹介された。

　また、それほどよく見られる訳ではありませんが、ヒステリー性の全身痙攣発作には独特の姿勢があります。全身が硬直することはてんかん発作と同じなのですが、背筋が弓なりに反って、背中と腰が床から浮き、頭と足だけで全身を支える形になるのです。これを「ヒステリー弓」（図3-2）と言い、てんかん発作では絶対に見られない症状なので鑑別の役に立ちます。また、これが軽く現われた形として首が伸び顎が上がり、頭が後ろへ倒れる動きが反復する場合があります。

　ヒステリー発作は心因性の症状ですから、本人の気持ちの状態によって現われるものです。ですから、突然意識を失う場合はたいてい何か本人が嫌だと思うことがあった時ですし、徐々に意識が薄れていく場合は何か不満があって機嫌が悪い時です。

　てんかん発作が1分から2分間しか続かないのに対して、ヒステリー発作は長時間持続することが多いのですが、それだけでなく、見ている人がいるかどうかに大きく左右されます。つまり、誰かが見ているといつまでも収まりませんが、誰も見ていないといつの間にか収まって普通になっているのです。この特徴からは、わざとやっている

のではないか、つまり詐病ではないかと疑われます。本人の気持ちとしても、半分は無意識的に起こってしまうのですが、残りの半分は意識的に起こしているということのようです。

● **思春期とヒステリー**

　半分は意識的に起こしているということから、ヒステリー発作というのは結局、単なるわがままではないのかと思われる人もいるでしょう。その理解の仕方はあながち間違いだとは言い切れません。

　「ヒステリー」という言葉は日常用語としては、ある種の性格を表わすために使われています。この使い方は先に述べた医学用語の「ヒステリー」とは意味が違うのですが、完全に間違いだとも言えません。というのは、それは医学用語としての「ヒステリー性格」から来ているからです。

　「ヒステリー性格」というのはヒステリー発作を起こしやすい人の性格のことで、現在の精神医学用語では「演技性パーソナリティ障害」に当たります。この性格の人は、極端に自己中心的で、とにかくいつも周りの人の注意を自分に引き付けておきたくて、そのためいろいろなことをします。派手な服装をして来たり、嘘も交えて大きな話をしたり、人前で喋ったり何かを演じることをしたがります。そして、病気になるというのもその手段の一つなのです。病気になることで周りの人に心配され、世話をしてもらえることが、この性格の人にとっては大変楽しいのです。

　しかし、世間で「ヒステリー」という言葉から連想されるのは、まず女性であって、上に述べたような演技性というよりも、むしろちょっとしたことで癇癪を起こして、物を投げたり暴れたりするというイメージでしょう。これは、ヒステリー性格の人が、自分の思い通りに

ならず自分に注目が集まらないと、不満が高じて暴力的になるという特徴を表わしています。

　このように、ヒステリー発作を起こす人は、自分の思い通りにならないと痙攣を起こす訳ですから、精神的に未熟な人、子どもじみた人であるということは確かです。ですから、そういう人が起こすヒステリー発作そのものも、痙攣と同じように、単なるわがままの現われであるというのも、素朴ではありますが、理にかなった解釈です。

　しかし、ヒステリー発作が単に幼児期のわがままの延長なら、もっと早く発症していてもよいはずですから、それが思春期に発症することには別の意味があるはずです。

　その一つが、先に述べた性欲との関係です。ヒステリー性格の人は、人一倍感受性が強く、欲望も強いと考えられています。それが思春期になって急激に性欲が出て来ると、それまでは感じたことがなかった種類の衝動なので、抑えることが難しく、どうしてよいかわからなくなって、意識消失・全身痙攣という表現をとるのだと解釈出来ます。

　もう一つは、身体化というメカニズムです。子どもが思春期になって身体が成長してくると、一人の人間として責任を取らなければならないことが少しずつ増えて来ます。それを避けるために、病気ないし身体の不調という、自分の意志ではコントロール出来ないものを持ち出して、責任を棚上げにしようとするのです（本章Ｑ６参照）。

● 挑発に乗らない

　てんかん発作とヒステリー発作のどちらが危険かといえば、圧倒的にてんかん発作です。てんかん発作は本人の意志とは全く関係なく、本人の脳が勝手に発作を起こし、そのために強制的に意識がなくなったり、身体が動いてしまう症状なので、そばに高温の物があったり、

高い場所にいたりなどの危険な状況でも関係なく起こり、熱傷を負ったり、転落して大けがをしたりすることもあります。自動車の運転中でも突然に起こるので、ブレーキを踏むことさえ出来ず、大事故に繋がります。そのために、てんかん患者に対しては運転免許が制限されている他、美容師や鍼灸師など、発作によって本人および客に危険が及ぶ職種には就けない決まり（欠格条項／注1）があります。

　一方、ヒステリー発作は、周りの人が見ていると激しく派手な動きが出ますが、そのためにけがをすることはほとんどありません。巧妙に危険を避けているように見えるので、それで「半分わかってやっている」と感じられることが多いのです。したがって、ヒステリー発作のために高所から転落したり、交通事故を起こしたりして大けがをすることもほとんどないので、てんかん発作のように職業が制限されることもありません。

　もっとも、ヒステリー発作は未熟な人が自分の要求を通すためにやっているという面も大きいので、わざと危険な場所で発作を起こして、周りの人たちを心配させようとすることはありえます。ですから、ヒステリー発作による危険を避けるためには、その人の挑発に乗らないことです。

● 過呼吸発作と「ヒステリー球」

　心因によって起こる発作症状の一つとして、過呼吸発作があります。過呼吸発作（正しくは「過換気発作」）とは、強いストレスを感じた時に、呼吸がしにくくなって苦しみ、速く浅い呼吸をしながら倒れてしまう発作症状です。本人がひどく苦しむので周りの人たちは心配して、救急車を呼ぶことが多いのですが、たいていの場合は、救急車で病院に運ばれるまでには収まってしまいます。また、後遺症もほとんどあり

ません。

　過呼吸発作の始まりは、喉の違和感です。特に女性は、精神的ストレスを感じると、首の辺りに何か球のような物が詰まっているような違和感を感じることがあり、これを「ヒステリー球(きゅう)」と呼んでいます。この症状がひどくなると、呼吸困難となり、そこから過呼吸発作になってゆきます。

　過呼吸発作は一旦始まると、ますます激しくなる性質を持っているために、すぐには収まらず、ある程度の時間持続します。そのメカニズムは以下の通りです。

　健康な状態では、運動中など、体内に二酸化炭素が溜まっている時に呼吸の速度が自動的に上がり、酸素を速く取り入れると同時に、二酸化炭素を速く排出して、正常な量に戻します。ところが、ストレスから呼吸困難感を感じたことで呼吸の速度が上がると、二酸化炭素が体内に溜まっていないのに、どんどん排出されます。

　その結果、体内の二酸化炭素濃度が異常に低くなり（呼吸性アルカローシス／注2）、めまい、手足のしびれなどの症状が出現します。そして、脳に呼吸運動を減らすよう命令する信号が発生して、呼吸中枢の活動が低下するため、呼吸がしにくくなります。それが主観的には苦しく感じられるのです。そもそも二酸化炭素は溜まっていないのですから、身体的には過呼吸をする必要はない状態なのですが、精神的には過呼吸をしたい状態なので、したいのに出来ないということで、ますます苦しくなって必死に呼吸をするのです。しかし、身体的には危機的状態ではないので、当然ながら生命にはかかわらず、後遺症も残りません。

　このように、過呼吸発作は、精神的な原因で起こってくる身体の動きが、身体状態と矛盾していることによって生じる症状です。このメカニズムは、脳の異常活動がそのまま表われてくるてんかん発作とも

違いますし、こころの中の葛藤が身体で表現されるヒステリー発作とも違います。過呼吸発作は、人間のこころと身体がうまく協調出来ないことによって起こる病気の一つなのです。

もっとも、過呼吸発作は、結果として自分の身体に後遺症を残すことなく、周りの人を心配させて巻き込むことが出来る訳ですから、ヒステリー性格（演技性パーソナリティ障害）の人にとっては、利用価値のある症状です。ですから、ヒステリー発作を持っている人が過呼吸発作も持っているということは多く、その過呼吸発作も演技的な色彩が強いものです。そういうケースでは、過呼吸発作もヒステリー発作の一つと見なしてもよいでしょう。

一方、過呼吸発作だけを持っている人は、ヒステリー性格ではなく不安の強いタイプです。そういう人は、いつも頼りない気持ちで、何か悪いことが起きるのではないかと心配ばかりしています。精神医学的には、不安性（回避性）パーソナリティ障害または不安障害の診断が付く場合があります。こういう人は、SSRI（注3）という種類の抗うつ薬を服用することによって症状が緩和する場合が多いです。

注1　欠格条項　法律で定められた各資格・免許において、それを取得できない場合を定めた条項。従来は多くの資格・免許において、視覚・聴覚障害者や精神病患者とともに、てんかん患者も取得できない例とされていたが、近年ではノーマライゼーションの流れによって、障害名によって一律に欠格とする「絶対的欠格事由」は少なくなり、ほとんどが部分的な制限のみの「相対的欠格事由」となっている。
注2　呼吸性アルカローシス　水に溶けて炭酸となる二酸化炭素が、過呼吸によって過剰に体外に排出されるために、体内で少なくなり、体液が正常範囲よりもアルカリ性に傾くこと。
注3　SSRI　選択的セロトニン再取り込み阻害薬。わが国では、フルボキサミン（デプロメール®、ルボックス®）、パロキセチン（パキシル®）、セルトラリン（ジェイゾロフト®）など数種類が発売されている。抗うつ薬として開発されたが、どちらかといえば、拘りの強い不安障害の患者に効果がある。抗不安薬のような即効性はない代わりに、抗不安薬のように耐性が付くことがない。

子宮頸がんワクチンの副作用で痙攣が出るというのは、てんかん発作とヒステリー発作のどちらなのでしょうか。

ワクチンによる痙攣

 ヒステリー発作の原因は「注目されたい、世話をされたい」という気持ちにあります。このことが今問題になっている「子宮頸がんワクチン」の副作用を引き起こしていると考えられます。

● 日本に特有の副作用

「子宮頸がん」というのは、子宮の下側、出口付近に出来るがんです。このがんは他のがんに比べて発症年齢が早く、30代で発症する人も珍しくありません。30代の女性はまさか自分ががんになるとは思っていないので、発見が遅れてしまい、子宮を全部摘出することになって、子どもが産めなくなったり、もっと悪い場合は、全身に転移して、死に至ります。

がんには原因不明のものが多いですが、子宮頸がんは大多数が「ヒトパピローマウイルス（Human papillomavirus：HPV）」というウイルスの感染が原因となることがわかっています。そしてこのウイルスは、ほとんどが性交によって感染します。そこで、HPVに対するワクチンを、性交をし始める前の女の子に接種しておけば、このウイルスに感染しないので、子宮頸がんを予防することが出来ます。

欧米諸国では十数年前から10代前半の少女たちに対するHPVワクチンの集団接種が始まっています。そして、わが国でも2013年4月から、HPVワクチンの定期接種が始まったのです。ところが、そのわ

ずか2か月後に、政府が「積極的な接種勧奨の一時差し控え」という決定をしました。これは接種を禁止したということではありませんが、「受けたい人だけ受ければよい」という、接種を受ける側の自主的判断に任せるということです。なぜこのように急な方針転換がなされたのでしょうか。

それは、このHPVワクチンを接種した女の子たちの中から、接種後に「強い痛みが持続する」、「記憶力が極端に落ちた」、「足に力が入らず歩けなくなった」、あるいは「全身が痙攣する」といったさまざまな症状を訴える人が出てきたからです。これらの症状をこのワクチンの副作用（正確には「副反応」）だと考えて、接種勧奨を中止するように訴える人たちがいたのです。この人たちは自分たちを、政府の一方的な方針による「薬害被害者」と考えていました。

しかし、同じワクチンを接種している諸外国ではこのような副作用の報告がなく、ワクチンとは因果関係のないいろいろな症状を関係付けているだけの可能性もありました。そこで政府は専門家による委員会を招集して、データを集めて分析し検討しました。その結果、専門家の多数派は「ワクチンとの因果関係はない」と結論し、「一時差し控えを撤回して定期接種を再開するように」と提言したのですが、一部の研究者が「いや、因果関係はあるかもしれない」と反対しました。

しかも、「薬害被害者」の団体がこの反対派の研究者たちを押し立てて、反対派の研究者たちが出してきた科学的には不備なデータを、「HPVワクチンは危険なものだ」という自分たちの主張に合うものとして、世間に大々的に宣伝したのです。その結果、世間にHPVワクチンに対する不安が醸成されて、政府は「一時差し控え」を撤回しにくくなってしまいました。そして、専門家の多数派が何回となく撤回を提言してきたにもかかわらず、また海外の保健関係機関からも疑問

を呈されているにもかかわらず、5年後の2018年現在でも「一時差し控え」は継続しているのです。

● 身体の病かこころの病か

　さて、HPVワクチンを接種された女の子たちに現われた「強い痛みが持続する」、「記憶力が極端に落ちた」、「足に力が入らず歩けなくなった」、「全身が痙攣する」などの症状が、もしワクチンの副作用でないとしたら、何なのでしょうか。これらの症状は、もし一つの身体の病気が原因だとすれば、脳の病気だと考えられます。痛みを感じるのも、記憶するのも、歩くのも、痙攣するのもすべて脳の働きによるからです。しかし、もう一つの可能性があります。それは、身体の病気ではなく、こころの病気だということです。

　実際、これらの女の子たちの症状を見た小児科医や精神科医の多くは、「心因性の症状だろう」と言っています。現在の精神医学の診断分類で言うと「身体症状性障害（身体表現性障害）」ということになりますが、これは古くはヒステリーと呼ばれていたものです。

　この「子宮頸がんワクチン副作用問題」を扱ったテレビ番組などでよく流されていた、「全身をガタガタと痙攣させている女の子の動画」があります。それは一般人にとっては衝撃的な映像で、理屈抜きで「かわいそう」という感情が喚起されるようなものです。もしあれが脳の病気による症状だとすれば、てんかん発作だということになりますが、こころの病気による症状だとすれば、ヒステリー発作ということになるのです。

　そして、先に述べましたように、もしてんかん発作であれば、発作自体にいろいろな危険が大きいのに加えて、どんどん脳が侵されていって、ますます病状が悪化して命に関わることが心配されます。そ

れに対して、もしヒステリー発作であれば、発作自体に危険が少ないのに加えて、脳には異常がないので、病状が悪化したとしても、命に関わる心配はありません。

このように、てんかん発作なのかヒステリー発作なのかによって、先の見通しは全く違って来るのです。

ところで、ヒステリー発作は、周りで見ている人がいると長時間持続するけれども、見ている人がいないとあっさりと収まるのです(本章Q1、Q2参照)。これは、ヒステリー発作の原因がそもそも「注目されたい、世話をされたい」という気持ちにあるからなのですが、厄介なのは、本人が自分の中にあるその気持ちに気付いているとは限らないということです。

「注目されたい、世話をされたい」という気持ちがありながら、自分では気付いていない人が、何かのきっかけでヒステリー発作を発症し、それによって周囲の注目を集め、世話をしてもらえて満足すると、その発作を繰り返すようになります。これは本人が味を占めて、意識的に繰り返すということではなく、なんとなくうまくいったので、癖のようになって、無意識に繰り返してしまうのです。

ですから、ヒステリー発作を治すには、発作が起きた時に、周りの人があまり注目せず、世話もしないで、本人に満足を与えないということが大事なのです。さらに言えば、発作を起こしたら無視される、叱られるなど、本人にとって嫌なことがあるようにすれば、早く治ります。

● 「現実を変える」力

さて、ヒステリー発作を起こしている人に対して、その発作をてんかん発作だとか、脳の病気の症状だとか言って、周りの人が慌てて、大げさに保護すればどうなるでしょうか。大いに注目を集め、世話を

される訳ですから、本人は満足し、ますます発作を繰り返すようになるのです。つまり、こころの病気であるヒステリー発作を、脳の病気だとして扱うことは、それ自体でヒステリーを悪化させるのです。

　このメカニズムは全身痙攣発作以外の症状、即ち慢性の痛み、歩行障害、記憶障害などについても同じです。いずれもヒステリーの症状としてありえますし、その場合に誤って身体の病気として扱われれば、かえって症状は悪化します。

　こころの病気であれば、命に関わることはないので、それほど心配することはないのですが、だからといって、簡単に治るとは限らないのです。こころの病気であるものが、誤って身体の病気や脳の病気として扱われれば、いくらでも長引いてしまいます。実際、そういう誤診によって、ヒステリーが何年も長引いてしまったために、学校に行けずに退学することになり、また家で寝てばかりいたために身体が弱ってしまって何も出来なくなり、人生が行き詰まってしまう人がいるのです。

　私はこのような意味で、子宮頸がんワクチン問題によって、人生を台無しにされつつある女の子たちが大勢いるのではないかと危惧しています。

　それともう一つ、「子宮頸がんワクチン問題」が表わしているのは、ヒステリーの持っている「現実を変える」力です。

　ヒステリー患者がヒステリー症状を起こしている時に、周りの人たちが心配してくれず、「またか」と冷たい眼で見ることは、患者の気持ちを考えるとかわいそうに思えても、先に述べたような理由で、治療の観点からは正しいのです。しかし、患者の中のヒステリーを起こそうとする力も、負けまいと抵抗します。なんとか周りの人たちの注意を引こうと、ますます激しい症状を現わして、「これでも病気じゃ

ないというのか？」「これでもこころの病気だというのか？」と脅すようになるのです。

　その結果、たとえば母親が不安になりやすい性格であった場合、「やっぱりこれは脳の病気ではないのか」という不安に駆られて、「こころの病気だから、あまり構わないように」という医師の言い付けを破って、他の医師の所に連れて行きます。そこでもやはり「こころの病気です」と言われることが多いはずですが、それでも母親の不安は払拭出来ず、何人もの医者を訪れた結果、とうとう「確かに脳の病気の可能性がありますね」と言ってくれる医師に出会います。

　つまり、そういう母親は、母親自身の不安に合致する意見を持つ医師に吸い寄せられていくのです。そうして、「これらの症状は脳の病気だ」という少数意見を持つ医師の所に、「自分たちは薬害被害者だ」と信じる人たちが集まり、同じ考えによる集団を形成してしまうのです。そして、その集団内で同じ考えを確かめ合うことで確信が強まり、ついには弁護士などの法律家を雇って、国家賠償訴訟を起こしたりすることになるのです。

　元はと言えば、思春期の女の子の「注目されたい、世話をされたい」という無意識の欲求に過ぎないものが、それを無視されることに対する必死の抵抗によって母親の不安を引き起こし、さらに母親が頼る少数派の医師によって増幅され、ついには国家に対する法的な戦いにまで発展してしまうのです。

　もちろん女の子たちが最初からこんな事態を望んでいた訳ではないはずですが、女の子たちの中にある「自分を認めてほしい」という欲求が周りを動かし、結果として現実そのものを大きく変えようとしているのです。

摂食障害とはどういう病気でしょうか。

摂食障害

 拒食症も過食症も痩せたいのは同じです。拒食症は思春期に発症し、頑固な性格と関係があります。一方、過食症は若い女性の病気で、食事に対する嗜癖と見なされます。

● 「ヒステリー性拒食症」

「摂食障害」とは食べ物を食べることに異常をきたす疾患で、いくつかの種類があります。

その中でも一番重い種類が「神経性食思不振症」、またの名を「拒食症」と言い、食事の量が異常に少なくなり、ひどく痩せているのに、「痩せたままでいたい」とか「もっと痩せたい」と言って、どうしても食べたがらない病気です。拒食症では、栄養不良のために体調がいろいろと悪くなりますが、その多くの症状として月経が止まることです。

もう一つの種類が「神経性大食症」、またの名を「過食症」と言い、食事の量が異常に多く、食べることに長時間没頭し、また食事以外の時も食べ物のことばかり考えている病気です。

拒食症も過食症もほぼ若い女性だけが罹る病気で、発症は多くは思春期です。摂食障害は、食べる量を自分で調節しようとすることから起こってくる病気ですから、食べる物が十分になかった昔はありえない病気でした。実際、この病気は20世紀後半になってから先進国で目立って来たもので、発展途上国でも次第に豊かになるのに比例して患者が増加して来ています（図3-3）。それでは、摂食障害は歴史上、

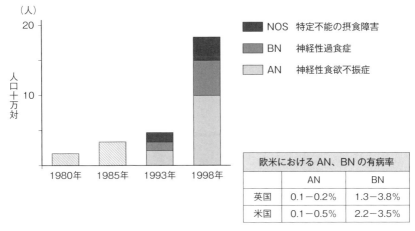

図3−3　摂食障害患者数の変化

　摂食障害全体は1980年からの20年間に約10倍の増加がみられ、とくに1990年代後半の5年間だけで、ANは4倍、BNは4.7倍と急増している。欧米では、有病率はAN、BNともに早くに増加傾向を示したが、1990年代にピークに達し、それ以降減少。ただ、BNは一時増加した。
　同時に行った病型についての調査では、ANが47.0パーセント、BNが39.7パーセント、NOSが12.3パーセントであり、それ以前に比べて過食型の摂食障害の増加が特徴的である。
　年齢層でみると、ANは10代、BNは20代が多く、推定発症年齢をみると10代の占める割合が年々増加し、若年発症の傾向を示している。既に10歳から発症する例もまれではなくなった。
　男女比は1対20であった。一般に90パーセント以上が女性と報告されている。
　中枢性摂食異常調査研究班全国疫学調査（厚生労働省）より改変引用。

いつ頃現われたのでしょうか。

　17世紀のイギリスの内科医リチャード・モートンが、若い女性の食欲不振について報告しており、これが最も早い拒食症の報告だと考えられています。次いで、わが国で江戸時代中期の18世紀に、漢方医の香川修徳が「不食」という名でやはり若い女性の食欲不振について書き残しています。

　現在の摂食障害の概念に繋がる病気としての拒食症は、19世紀後半のイギリスやフランスで発見され、当時は原因は不明でしたが、「神経性食欲不振症」とか「ヒステリー性拒食症」と名付けられていまし

た。20世紀の前半には内分泌系（ホルモン）の病気ではないかと疑われたのですが、結局各種ホルモンの異常はこの病気の原因ではなく結果だということになり、基本的に心因性の病気であるということが定説として確立しました。

即ち、何らかの理由で痩せたいと思った女の子が、自分の意志で食事の量を減らし、どんどん痩せていった結果、ある限度を超えて、普通に食べることが出来ない病的な状態になってしまったものと考えられるようになったのです。

● 「聖なる拒食」は作り話

拒食症が17世紀のイギリス、次いで18世紀の日本で発見されたという事実は、食べ物が十分手に入る豊かな状況で初めて発生する病気であることを裏付けているように思われます。もしそうであれば、拒食症は一種の「ぜいたく病」だということになるでしょう。

しかし、そうとばかりも言えません。というのは、近代以前から、拒食症と考えられる話が多く記録されているからです。それは、中世のヨーロッパで「聖なる拒食」と呼ばれていたものです。

「聖なる拒食」とは、十代の少女がある時、神の啓示を受けて食事を摂らなくなり、ひたすら神への信仰に身を捧げて、数年で死んでしまうというものです。キリスト教世界では処女信仰が強いので、神が若い処女を選んで聖女とし、特別な使命を与えて働かせ、その上で早く死なせて天に召すということはありうることだと考えられたのです。

「拒食の聖女」はイタリア各所に出現し、カトリック教会が正式に聖女として次々に認定しました。そして、その少女たちが生前住んでいた家が聖地とされて、ヨーロッパ各地からの巡礼者が立ち寄るようになったと言います。

現在の私たちの眼から見ると、これらの女の子たちは、なんらかの心因によって拒食症を発症し、それを宗教的理由をでっちあげることで正当化しただけだったのではないかと思われます。というのは、身体の具合が悪い訳でもないのに食事を摂りたくないということは、食料が不足がちだった当時では、家族には全く理解出来ないことだったでしょうから、「神様（マリア様、天使）が現われて、食べるなと言った」という作り話をして家族を説得したのではないかと考えられるのです。そして、家族がその作り話を信じ、本人はそのまま拒食を続けた結果、身体のバランスを崩して早死にしてしまったということではないかと思われます。

　そう考えると、思春期の女の子たちが拒食症になるのは、ぜいたく病でもないし、宗教的な信仰でもなく、何かその年齢の女性に特有の心理的問題のためではないかと思われます。

●「女性」になることへの拒否

　思春期の女の子が拒食症になる原因については、この病気が注目され始めた1970年代には、母親との関係が大きいと言われていました。

　その頃までは欧米でも専業主婦が多く、お母さんはぽっちゃりしていて、家庭の方針についてはお父さんに任せていることが多かったようです。思春期になった娘は、そんなお母さんの他人任せの生き方に疑問を持ち、もっと主体的に生きるべきだと考えるようになります。

　ところが、乳房が膨らんで来たり、月経が始まったりして、自分の身体が女性になって来ます。娘にとっては、女性になるということはお母さんのようになることを意味しているので、それがとても嫌なのです。そして、何かのきっかけでお母さんと喧嘩をして、ストライキ的な意味で、お母さんの作る食事を食べなくなります。その結果、痩

せるだけでなく、乳房が膨らむのが遅れ、月経が止まってしまいます。それは不健康なことですが、娘にとっては、意図しないで、お母さんのようになるのを遅らせることが出来たので、嬉しいことなのです。それで、娘はますます拒食するようになり、痩せ続けていくのです。

　この心理的メカニズムを一言で言えば、「母親への同一化の拒否」あるいは「女性性の拒否」ということになるでしょう。女の子が女性性を受け入れてゆくのは、基本的には母親への同一化によるとされているからです。

　しかしながら、このようなメカニズムで発症する人は、現代の拒食症患者の中ではごく一部だと言われます。確かに、1970年代には母親と娘の価値観が大きく異なっていましたが、現代の母親と娘は価値観があまり違いませんから、このような母娘の対立は珍しくなっているでしょう。それでも拒食症患者が一向に減らず、むしろ増え続けているのは、別の原因があるからだと考えられます（図3-3）。

　現代の拒食症患者の多くは軽症で、発症の原因もあまり深刻ではありません。たとえば、次のような例がよくあります。失恋して食欲がなくなり、ろくに食べないでいたら、意図せずに痩せた。その結果、友人から「きれいになった」とほめられ、自分でも前より美しくなったと感じた。そこで「もっと美しくなって、自分を振った男を見返してやりたい」という気持ちが湧き、食欲が回復しても意図的に食事の量を減らして、痩せた状態を保とうとしているうちに、普通に食べられなくなり、摂食障害になってしまった、というようなケースです。

　そのようにちょっとしたきっかけで摂食障害になりうるのですが、そこには本人の性格も大きく関与しています。特に拒食症になる人には、性格に特徴があります。どのような性格かというと、よく言えば完璧主義の努力家なのですが、悪く言えば融通が利かない、頑固な性

格です。一旦食べないと決めたら、どんなに家族や友だちに心配されたり窘（たしな）められたりしても絶対に食べないという頑固さがないと、拒食症になることは出来ないのです。また、今日はこれだけしか食べないと決めて、それを必ず正確に守るということは、完璧主義の傾向が強くないと続きません。

　また、拒食症の元になっている痩せたいという気持ちは、必ずしも美しくなりたいという気持ちではありません。たとえば、女子運動選手は拒食症になりやすいのですが、それは太ると記録が悪くなるので、太るのを避けようとして食事を制限するためです。食事を減らしながら厳しい練習を続けていると、身体に余裕がなくなるため、月経が止まってしまうこともあります。

　そもそも筋肉を酷使する"運動"自体が男性的なものだという立場を採るならば、こういう女子運動選手の拒食症についても、本人の心理状態を「女性性の拒否」と捉えることは出来るでしょう。しかし、母親への同一化の拒否や成熟の拒否とは関係がないように思われます。

● **思春期の拒食症、若い女性の過食症**

　拒食症はほとんど食べないで痩せており、過食症はたくさん食べて太っているというイメージがありますので、この二つは対照的な病気だと思っている人も多いでしょう。しかし、実際はこの二つの病気は対照的なのではなく、根本は同じで、表面が違っているだけなのです。

　どういうことかと言うと、拒食症はもちろん痩せたい気持ちから少ししか食べないのですが、それに対して過食症がたくさん食べるのは太りたいからではないのです。過食症の人もやはり痩せたいのです。痩せたいのですが、拒食症の人のように食べないでいることが出来ないのです。食べないでいようと何度も試みるのですが、そうすると何

をしていても食べ物のことばかりが頭に浮かび、どうしても我慢出来なくなって、結局食べてしまうのです。しかも、さんざん我慢した後に食べると反動でいつもよりたくさん食べてしまうのです。

こう言うと、過食症になるのは拒食症になる人よりも性格の弱い人で、拒食症になるか過食症になるかは性格によって決まっているように思われるかもしれません。先に述べたように、拒食症になる人には性格に特徴がありますから、性格も確かに大きな要因なのですが、性格以外にももう一つ大きな要因があります。それは年齢です。

拒食症と過食症の一番発症しやすい年齢は、それぞれ13歳から18歳、16歳から20歳で、過食症の方が拒食症より発症年齢が高いのです。つまり、拒食症は本当に思春期の病気なのですが、それに対して過食症は思春期を過ぎた若い女性の病気なのです。

同じように痩せたいと思って食事の量を減らそうとしても、まだ身体が女性になっていない思春期前期の女の子は比較的簡単にそれが出来るのですが、身体が既に女性として成熟している高校生から大学生の女性には、それがとても難しいのです。無理に減らすと、身体が食事を摂るように要求して、食べ物のことばかり頭に浮かぶようになります。そして我慢しきれなくなって食べてしまうのです。

つまり、摂食障害は、女性性が未熟な時期に発症すれば拒食症になりやすく、成熟してから発症すれば過食症になりやすいのです。

● 過食症は依存症

さらに、過食症には依存症としての側面もあります。

過食症の人も痩せたいと思っていますから、朝食を抜き、昼食もほんの少ししか食べず、夕食も出来るだけ少なくして、お腹が空いたまま無理に眠ろうとします。しかし、身体がそれを許してくれません。

眠ろうとしても、食べ物のことばかり頭に浮かび、お腹が減り過ぎて頭がおかしくなりそうになります。それで夜中にガバッと起き上がり、台所に行って冷蔵庫を開け、中にある物を貪り食べたり、あるいは着替えもそこそこに、近所のコンビニに行って、おにぎりやパンなどをたくさん買い、布団の上で夢中になって食べます。そして、全部食べてしまってからフッと我に返り、激しく後悔するのです。

どうして夜中に「バカ食い」してしまうのかについては、脳科学的な説明があります。私たちの脳は食べる物が十分になかった時代の設計図で作られていますから、断食すると脳では「周囲の環境に食べ物がない」と判断されて、「今度食べ物が見付かったら限界まで食べるように」と、満腹感のスイッチが外されてしまうのです。それで、普通なら食べられないほどたくさんの量を食べられるようになるのです。

さらに、一日中食べるのを我慢した挙句のこの「バカ食い」には、たいへんな快感が伴うようです。それは、下降していた血糖値が一気に跳ね上がるためです。せっかく一日中食べずに我慢したのに、夜中に「バカ食い」することで台無しにしてしまった訳ですから、当然本人は後悔しています。食べてしまってから取り返そうとして、自分で喉に指を突っ込んで嘔吐する場合もありますが、それは苦痛なことです。そんな苦痛を伴うのに、どうして同じことを毎日繰り返してしまうのかというと、その苦痛を超える快感があるからなのです。

本人は意識的にその快感を得ようとして毎日夜中まで断食している訳ではないのですが、痩せるための断食がいつのまにか「バカ食い」の快感を得るための断食になってしまっているのです。そして、これは特別な快感の虜になってしまっているという意味で、依存症あるいは嗜癖の状態なのです。

以上のように、過食症とは、自分の身体の要求に逆らって断食をし

た結果、身体の反撃に遭って「バカ食い」をしてしまい、しかもその快感のために嗜癖になってしまうという病気です。元の性格が特に弱い人でなくても、何かのきっかけで一度罹ってしまうと、なかなか抜け出せない病気なのです。

 息子が身体の汚れをやたらに気にして、母親に何度も確認させます。病気なのでしょうか。
強迫性障害

 強迫性障害という病気です。親の躾によって出来た「不快なイメージ」が強くなり過ぎて、何か汚い物が付いている感じが取れないのです。重症化する前に受診して下さい。

● 洗浄強迫・確認強迫

　たとえば、トイレで排便した後、お尻を拭いた時に、何かのはずみで大便が手に付いてしまったと想像して下さい。そんなことになれば、誰でも必死になって、トイレットペーパーをたくさん使って手を拭いますし、石鹸をたくさん使い、水をジャージャー流して手を洗いたくなるでしょう。そして、もう付いていないか、臭わないかと何度も確かめないと、手洗いを止められないでしょう。さらに、トイレから出た後も、何度も何度も手の臭いを嗅いで確かめたくなるでしょう。
　ちょうどそのような感じで、何度手を洗ってもきれいになった気がしない病気があるのです。「強迫性障害（強迫神経症）」と言います。この「強迫」という言葉は「脅迫」とは関係なく、「あることを、や

りたくないのに、強制的にやるように迫られる感じがする」という意味です。上記の例では、何度も手を洗ったり手の臭いを嗅いだりすることを、自分ではやりたくないのに、どうしてもまだ汚れている感じがして、繰り返してしまうということです。

　強迫性障害の症状（強迫症状）としては、このように「自分の身体が汚れているから、洗ってきれいにしたい」という「洗浄強迫」が代表的なものですが、それだけでなく、外出時に「鍵を掛け忘れた気がする」とか「電気を消し忘れた気がする」「火を消し忘れた気がする」というように、「自分が大切なことをし忘れているような気がする」ために、何度も繰り返し確認したくなる「確認強迫」という症状もあります。

　洗浄にしても確認にしても、程度が行き過ぎなければ何も悪いことではなく、むしろ良いことです。強迫性障害は、それらの良い行動が行き過ぎてしまうことが問題なのです。それでは、なぜ行き過ぎてしまうのでしょうか。

● 「不快なイメージ」

　毎日寝る前に、お風呂に入って身体をきれいにすることや歯を磨くことは、健康で清潔な生活を送るために大切な習慣ですし、ほとんどの大人はこれらの習慣を持っています。そして、これらの習慣は、誰でも自然に出来るようになるというものではなく、子ども時代に親から躾けられることによって、初めて身に付いたものです。

　子どもの頃は、お風呂も歯磨きも、やらなかったら親に叱られるので、いやいややっていたはずです。それがいつの間にか習慣になり、苦痛を感じずに自分から進んでやるようになっています。それだけでなく、何かの都合でお風呂に入れなかったり、布団に入ってしまって

から歯を磨いていないことに気付いたりすると、気持ちが悪くて、そのまま眠ることが出来ません。つまり、いやいややっていた子ども時代とは反対に、今ではやらないでいることの方がかえって気持ちが悪く落ち着かないのです。

　これは、考えてみればおかしなことです。なぜなら、もともと人間はお風呂に入らなければ生きていけない訳でもありませんし、原始時代には歯を磨くこともなかったはずです。ですから、これらのことをやらなくても、生理的な問題は何も起きないはずです。それにもかかわらず、いったん習慣になってしまうと、「お風呂に入らなかったから、身体が汗と垢でベトベトしている」ように感じますし、「歯を磨かなかったから、口の中がネトネトしている」ように感じます。これらの感覚は、本当に身体がそのような状態になっているというのではなく、入浴や歯磨きをしていないことを気にしていることから起こって来るものです。言い換えると、頭の中で作られた「不快なイメージ」なのです。

　誰でも、もしトイレで排便した後に手が洗えなければ、気持ちが悪くて落ち着かないでしょう。しかし、それはあくまで、手を洗うことが習慣になっているからなのです。洗わないと、たくさんの大腸菌が手に付いているということは事実ですが、私たちがそれを直接感じることはありません。「汚い」ように感じても、手に何か付いているのが見える訳ではありません。

　「洗っていない手には、たくさんの大腸菌が付いている」というのは、あくまで私たちが頭の中で想像していることです。それは、子ども時代に親など周りの大人たちから「ばい菌が付いているよ！」とさんざん脅かされたために、頭の中に出来上がってしまった恐くて汚い「不快なイメージ」です。そして、私たちは、実際に手を洗うことによっ

てしか、その「不快なイメージ」を振り払えないため、手を洗わざるをえないのです。

このように、私たちが健康で清潔な生活を送るために身に付けているいくつかの習慣は、子ども時代に親など周りの大人たちから受けた躾の効果で、それを実行しないと自動的に「不快なイメージ」が出てくるようになっているため、実行せずにはいられないものなのです。そういう意味で、「やりたくないことを強制的にやらされる」という強迫症状と、これらの正常な習慣とは、程度の差でしかないのです。

● 「巻き込み」

ところが、ある種の素質を持った子どもは、思春期になって感覚が鋭敏になって来るとともに、その「不快なイメージ」が強まって来ます。「汚い」あるいは「気持ちが悪い」という感じがだんだん強くなり、簡単には消えてくれなくなって来ます。本来は手洗いや歯磨きを１回実行すれば消え去るべき「不快なイメージ」が、消え去ってくれないため、何度も繰り返さなくてはならなくなるのです。さらに、洗浄や確認の回数をいくら増やしても、「不快なイメージ」はあっという間に追いついて来るので、それから逃れるために、ますます回数を増やしていかなければならなくなります。こうして、その繰り返される行為は「強迫行為」となり、強迫性障害を発症することになるのです。

一度発症してしまうと、強迫行為の回数がどんどん増えていくため、それに費やされる時間とエネルギーが膨大になり、その分だけ睡眠時間や日常生活が削られてゆきます。その結果、生活リズムが乱れて、登校も出来なくなってしまいます。他人から見ると、全く必要のない洗浄や確認に多大な時間とエネルギーを費やしているその子どもの様子は、馬鹿げており、不可解です。しかし、子ども自身は「不快なイ

メージ」に追いつかれまいとして必死なのです。ですから、親や周りの人が「そんな馬鹿なことは止めなさい」などと言って止めると、子どもは恐しい形相になって怒り、抵抗します。

　しかも、このような「不快なイメージ」が植え付けられたのは、元はと言えば親、特に母親のせいですから、子どもは母親に対して、自分の洗浄強迫や確認強迫に付き合わせようとします。手など身体の一部を洗っては、「これでもうきれいになったか」と母親に見せたり、臭いを嗅がせたりして確認することを何度も何度も繰り返します。これを強迫行為への「巻き込み」と言い、重症の強迫性障害では母親に対する「巻き込み」によって、母親が疲弊していることがよくあります。

● 強迫性格

　強迫性障害の素質を持っている人の性格傾向を「強迫性格」と言います。強迫性格の特徴として、頑固で権威主義的であることが挙げられます。これは、自分が絶対の権威があると信じているもの以外は信じられず、頼りにすることが出来ないことから来ています。

　たとえば、強迫性格の子どもに将来の進路について尋ねると、「絶対に東大に行く。東大以外は馬鹿大学だから」などと言い、担任教師の学歴を馬鹿にしたりします。大人たちが「もう少し柔軟に考えないと、将来困ったことになるよ」と諭しても、頑として受け入れません。

　こういう極端な学歴信仰も、「東大に入れば一生安泰だが、そうでなければどうなるかわからない」という不安が人一倍強いことから来ているものと考えられます。実際には、いくら頑張っても東大に入れるかどうかはわかりませんし、もし入れたとしても、それだけで将来が安泰だと保証されている訳でもありませんから、このような観念的

な考え方をしていては、遅かれ早かれ不適応を起こします。ですから、子どもがそういう考え方になっている場合、親はその不安を出来るだけ和らげ、融通の利く考え方に誘導していくことが大切です。

● 強迫性障害とヒステリー

　以上のように、強迫性障害とは、「自分にとって起こってほしくないことが、現実に起きそうになるのを防ぐために必死になっている」状態です。それに対して、ヒステリーは「自分にとって起こってほしいことが、現実に起こるように必死になっている」状態ですから（本章Q１、Q２参照）、思春期に起こって来るこれら二つの病気はちょうど表裏の関係にあります。

　これら二つの病気には、思春期のこころが現実に対して適応出来ずに、現実に抗って戦う、その戦い方の二つの形が現われていると考えることが出来ます。即ち、現実の脅威に負けそうになって、必死に防戦しているのが強迫性障害であり、一方、現実に対して先手を打って、無理やり自分の思うように変えてしまおうとしているのがヒステリーなのです。

　強迫性障害は、軽症の時には単なる癖のように見えるのですが、重症化すると生活リズムが乱れて登校出来なくなり、また母親を初めとする家族を巻き込み、大変な事態になる場合があります。なるべく軽症のうちに精神科を受診して、治療を開始することをお勧めします。

どうして、すぐに身体の具合が悪くなるのでしょうか。

身体化

 こころの問題が身体の病気として出て来ている場合も多くあります。しかし病名を付けて学校を休ませるだけでなく、こころの問題と直接向き合わせる必要があるのです。

● 保健室登校

　最近の子どもは身体が弱い印象があります。実際、短距離走や垂直跳びなどの基礎運動能力も低下傾向にあるのですが、そういう全体的傾向以外に、特別に身体が弱い子が増えているように思われます。具体的には、保健室を利用する生徒がとても増えています。

　保健室は元来、応急手当をするための場所で、その主な対象は、頭痛・腹痛・嘔気といった軽い内科的症状や、体育の授業での軽いけがなどです。しかし、近年の中学校や高校の保健室では、ほとんど常に誰かがベッドに寝ています。毎日何時間かは教室を抜け出して保健室で休むことを習慣にしている生徒もいますし、不登校からの復帰過程で、いわゆる「保健室登校」をしている生徒もいます。

　どうして保健室で休まなければならない生徒が増えているのでしょうか。それは本当に身体が弱いからなのでしょうか。もちろん本当に身体が弱い生徒もいますが、そうではない生徒の方が多いのは明らかです。すなわち、多くの生徒が、身体の問題ではなくこころの問題で保健室に来ているのです。

　学校は集団生活の場であり、集団になじめない子どもにとっては苦

痛が多いことは確かです。特に陰湿ないじめに遭っている子どもは、普通に授業に出ているだけでもストレスが強く、疲れてしまって一日持たないので、保健室で休む必要があるのです。そして、そういう子どもが保健室の養護教諭に、他の誰にも言えない悩みを相談することが多いため、ますます保健室の利用回数が増え、滞在時間が延びてゆくのです。

このように、子どもたちがこころの問題で保健室を利用することは、子どもたちの置かれた環境から来るニーズなので、ある程度はやむをえないと思われます。最近では、こういう状況に対処するために、養護教諭に臨床心理学的素養が求められるようになって来ています。

それに加えて、保健室の仕事をさらに難しくしているのは、子どもたちの問題が身体の問題なのか、それともこころの問題なのか、はっきりしない場合が多いことです。それは、養護教諭がこころの問題に対して不慣れだからというだけではなく、むしろ世間の風潮のためであるように思われます。即ち、身体の問題とこころの問題を分けないで、ごちゃ混ぜにして対処しようとする風潮があるからです。

子どもが「調子が悪い」と言う時に、身体の調子が悪いのか、こころの調子が悪いのかは、区別が出来る場合が多いでしょうし、区別することによって有効な対処が出来るはずです。それなのに、「調子が悪い」子どもに対してあれこれ訊いたり検査したりするのはかわいそうだと言って、何の調子が悪いのかはっきりさせないまま、とにかく休ませるという対処がなされることが多いのです。

● **朝起きられない**

近年、朝起きられず、学校に行けないという子どもに、小児科医が「起立性調節障害」という診断名を付けることが多くなっています。

起立性調節障害とは、起床後になかなか血圧が上がらない病気で、自律神経の不調によると考えられています。特に思春期には、身体の急激な成長に自律神経が付いてゆけないために起こりやすいとされています。

この病名を付けられた子どもは、特に薬などで治療される訳ではなく、ただ遅刻して登校し、たとえば午後の授業だけに出るというようなことも許されます。この診断を受けることの最大のメリットは、朝起きられなくても親や教師から叱られなくなることで、子どもが精神的に傷付くことを避けられるということです。この病気が治るかどうかについては、小児科医は「大人になれば治る」と楽観的に説明することが多いようです。

実際、成長とともに治っていく子どもが多いので、小児科医の説明は間違いでありません。しかし、この病気には、こころの問題である部分があることもまた事実です。この病気を、こころとは関係ない完全な身体の病気と見なすことで、かえって治りにくくしている場合もあると考えられます。

実際、既に治っているはずの年齢、たとえば大学生になっても、朝起きられない状態が続いていて、講義を受けられず、単位が取得出来ないという学生が少なくないのです。そういう人がそのまま大学を卒業して就職したら、仕事が勤まらないのは明らかです。

● こころが身体を侵す

解決出来ないでくすぶっているこころの問題（葛藤）が、身体の症状に形を変えて外に出てくることを「身体化」と言います。小さな子どもは身体化を起こしやすいとされています。担任教師が嫌いだなどの心理的な理由で学校に行きたくない子どもが「お腹が痛い」と訴え

るのは、必ずしも言い訳ではなく、実際にお腹が痛くなって下痢をしたりします。これはありふれた身体化の例です。

　起立性調節障害も学校に行きたくない気持ちが身体化したものである場合が少なくないと考えられます。それを、小児科医が身体の病気だと説明してしまうことで、親や教師がそう思うだけでなく、子ども自身もそう思い込んでしまいます。

　子どもが身体化を起こしやすいのは、自分がどう思っているかという反省意識が弱いからです。それが、成長とともに反省意識が育ってくることによって、自分の問題が身体の問題なのか、それともこころの問題なのかが区別出来るようになります。その結果、だんだん身体化を起こしにくくなり、その代わりにこころの悩みが増えてくるものと考えられます。

　ところが、小児科医がこころの問題を否定して、身体の問題だけしかないと断定すれば、どうなるでしょうか。親や教師が子どもを身体の病気があるものとして扱って、叱られたり励まされたりすることなく、ひたすら保護され、保健室で休みながら過ごしてしまう。そうすることで、子どもが自分のこころの問題に気付く機会が失われ、病気の治癒が遅れてしまうのです。

　このような訳で、養護教諭に悩みを打ち明けることもなく、ただあいまいに「だるい」「しんどい」と訴えて保健室で寝ている生徒たちは、幼児期の身体化を中学生・高校生になるまで引きずっている可能性があるのです。彼らに必要なのは、まず自分のこころの問題に向き合い、自分でそれを解決しようとすることだと思われます。そして、大人はそれを手助けするべきなのです。

どうして、自分の身体を傷付けるのでしょうか。

自傷行為

 自分に構ってほしいという甘えの心理から、あるいはダメな自分を罰したいという気持ちからの行為です。境界性パーソナリティ障害（BPD）や解離性障害の可能性もあります。

● リストカット

　刃物で自分の手首を傷付ける「リストカット」を初めとする「自傷行為」は、近年ではとてもありふれたことになっていて、学校の保健室で働く養護教諭にとっては、自傷行為による傷の処置は日常的な仕事になっています。

　刃物で手首を傷付けるということは、手首の浅い所にある動脈を傷付けて、そこから大出血して死に至るという形での自殺行為に繋がるはずですが、近年の若者がするリストカットの大半は、そのような真剣な自殺行為ではありません。本気ではないけれども、ちょっとやってみたというような、真似事のような、ほとんど出血もしない浅い傷であることがほとんどです。

　しかも、「やってはいけないことだとわかっていたけれど、あまりにも思い詰めていたため、とうとう我慢出来ずにやってしまった」というのであれば、一度で終わりそうなものですが、何度も何度も同じ自傷行為を繰り返す子どもがよくいます。そういう子どもは、手首に何本も浅い傷跡が残っていますし、手首だけではなく、肘近くまでたくさんの傷跡が平行に並んでいることもあります。

このような近年の若者における自傷行為の蔓延については、「流行っているから、私もちょっとやってみたかった」というような軽い動機で実行する子どもも少なからずいるようですので、単なる流行現象だという面もありそうです。しかし、身体を傷付けることは痛みを伴いますし、傷跡が残ると美容上の問題もありますから、やはり単なる流行というだけではなく、なんらかの心理的な原因があるものと考えられます。

表3-3　自傷行為の要因

①甘えの心理
②自罰行為
③自己破壊衝動
④解離性障害

それでは、その心理的な原因とは何なのでしょうか。精神科では、近年の若者の自傷行為については、いくつかの異なった要因があると考えられています（表3-3）。

● 甘えの心理

一つ目の要因は、自傷行為によって自分でけがを負うことで、構ってもらおうとする甘えの心理です。

これは、自分にとって嫌なことや都合の悪いことがあると身体の病気を発症する「身体化」と近い心理的メカニズム（本章Q6参照）で、病気になる代わりに自分でけがを作る訳です。

しかも、病院で縫合してもらわなければならないほど深い傷である必要はありません。なぜなら、傷そのものは浅くて、簡単な処置だけで済んでも、手首を切って見せることで、自殺を考えるほど何か思い詰めているのではないかと心配してもらえるので、構ってもらいたいという欲求は十分満たされるからです。

自傷行為は、周りから心配され、保護されたいという甘えの欲求を

199

満たす手軽な手段なのです。

● **自分に罰を与える**
　二つ目の要因は、自傷行為によって「自分に罰を与える」という自罰行為です。
　親が極端に厳しく、いつも叱られてばかりで、ほとんどほめられないで育ってきた子どもは、とても自己評価が低いです。そのため、何をしても自分が間違っているのではないかという迷いがあり、自信が持てません。
　そういう子どもが思春期になって、親の目が届かない所で友だちと遊んでいても、何か自分が間違っているような気がして、他の子どもたちのように心底から楽しめません。そのため、だんだんとストレスが溜まっていきます。それで、夜など一人になった時、自分の身体を傷付けて、自分に罰を与えます。そうすると、小さな頃に親から体罰を受けていた時のように、自分が間違っていたことがはっきりわかるので、かえってすっきりするのです。
　このように、自分がだめな人間であって、叱られることでやっとまともになるという精神状態はとても不健全なものです。しかし、近年はこういう若者がかなり増えている印象があります。これは現代の社会環境の反映なのかもしれません。即ち、ますます競争が激しくなっている社会の中で、子どもの数が少ないために、どの子も親から過度な期待をかけられています。しかし、その期待に応えられないために自己評価が低くなり、厳しく叱られたこころの傷ばかりが積み重ねられた結果、このような否定的な人格になってしまうのかもしれません。

● BPDと自殺

　三つ目の要因は、「境界性パーソナリティ障害」（Borderline Personality Disorder：BPD）あるいは「境界例」とか「ボーダーライン」と呼ばれる病気による自己破壊衝動です。

　BPDの人は常に空虚感があり、「寂しい、何かが足りない」と感じていて、感情が不安定です。そのため、周りの人の気を引いて、自分に構ってもらおうとするのですが、それもちょっとやそっと付き合わせるのではなく、毎日24時間べったり自分のそばにいてほしいと要求するのです。

　しかも、誰かがそばにいれば安定しているという訳でもなく、相手に無理な要求ばかりして困らせます。それで相手が愛想を尽かし、本人を見捨てて離れようとすると、激しく泣き叫び、必死になって繋ぎ止めようとします。相手を振り向かせるために、自動車の前に飛び出したり、大量服薬したり、「狂言自殺」を繰り返します。その一つの手段が自傷行為です。

　自分に構ってほしいために、本当に自殺したい訳ではないのに自傷行為をするということなら、先に述べた甘えの心理と同じことなのですが、BPDの場合はそれだけではなく、もっと危険です。というのは、BPDの人は、いつもこころの中が落ち着かず、どうにかなってしまいたいという衝動に駆られているために、誰かに見せるためというのではなく、自傷、過食嘔吐、大量飲酒、大量服薬、ゆきずりの性行為などの自己破壊的行為、つまり自分を危険に曝す行為をしてしまいがちなのです。

　そのため、BPDの人の世話をしてきた家族や恋人が、本人の狂言自殺に飽き飽きして、「今度こそは本当に見捨てよう」と決心して離れると、本当に自殺してしまうことがあるのです。ですから、BPD

は単なる性格の問題ではなく、病気であると考えて、精神科やカウンセリングにかかることが必要です。

● 解離性障害

　四つ目の要因は「解離性障害」です。

　解離性障害は「解離」を主な症状とする精神疾患です。解離とは、ストレスなどの心因によって、意識が薄れて、今何をしているのかわからなくなったり、記憶が飛んだりすることです。

　女子生徒が一人で保健室に来て、自分の手首に新しい傷があるのを見せたので、養護教諭が「自分で切ったの？」と尋ねると、「わからない。いつの間にか切れていた」と答えることがあります。これは、自傷している間は意識が薄れていて、自分がやっているという実感がなく、意識が回復した後に自傷した記憶が残っていないということで、解離性障害による自傷と考えられます。

　「どうして自傷したのか」と聞いても、本人は自傷している間の記憶がないというのですから、答えてくれません。しかし、これまでの研究によると、解離と自傷の関係は次のようなもののようです。

　解離性障害の人は、ストレスを感じると意識が薄れて来るのですが、それは必ずしも気持ちの良いものではないようです。それで、解離の症状を早く終わらせるために、自分の手首を切るなどの自傷行為をすることで、痛みを感じようとするようです。痛みを感じることで解離が収まるというのは、寝ぼけている時に頬っぺたをつねってもらうと目が覚めるのと似たようなことです。

　ところが、解離するたびに自傷することを繰り返していると、だんだん解離が自傷によって収まらなくなり、それどころか逆に、自傷することで解離がより深まるようになって、解離した状態のまま自傷行

第3章　思春期に起こる病気──こころと身体のせめぎ合い

為を何回も繰り返すようになってしまいます。「いつの間にかこうなっていた」と言って、手首や腕、さらに太腿や腹部にもたくさん出来ている切り傷を見せる子どもがいますが、そういう子どもはこの解離と自傷が組み合わさって重症化してしまった段階にあるものと考えられます。精神科で治療を受ける必要があります。

時々娘の表情や態度が変わり、「別の人間だ」と言います。「多重人格」でしょうか。

多重人格

多重人格は子ども時代の性的虐待が原因になって起こる現象だとされています。ただし、「狐憑き」のように、秘められた欲求の表現として出現する「偽物」もあります。

● 性的虐待

　一人の人間の中に複数の人格が存在し、時折外に出て来る人格が入れ替わって、表情も態度も、アイデンティティも変わるという多重人格。大変不思議な現象ですが、現在では「解離性同一性障害」と呼ばれ、れっきとした精神疾患として扱われています。

　多重人格になる人は、たいてい幼い時期に虐待された経験を持っていると言われています。特に、実の父親など近親者からの性的虐待が長期間あった人に多いとされています。

　多重人格の成立のメカニズムは、次のようなものと考えられています。

203

幼い頃から性的虐待を受けていた子どもが成長し、自分の身体に対して行われている虐待行為の意味がわかってくるにつれて、耐え難い苦痛を感じます。しかし、虐待者は大人ですし、特に実の父親である場合などには、虐待から逃れる術がありません。そこで、身体は虐待に曝されている状態のまま、自分のこころの状態を変えて対処するようになります。つまり「こんなひどい目に遭っているのは自分ではない、他人だ」と考えることによって、苦痛を感じることを減らすのです。

　しかし、虐待の苦痛と虐待者に対する恨みは、こころの底に溜まっていきます。虐待されている「自分以外の誰か」、即ちその子どもの本来の人格から切り離され、虐待体験を引き受けさせられた「別の人格」はひそかに成長して、次第に本来の人格を責めるようになって来ます。そして、思春期以降のある時期になって、本来の人格に交代を強要する形で、苦しみと恨みに凝り固まった「別の人格」が表に出現するのです。

　しかも、「別の人格」は一つとは限りません。虐待体験を引き受けて苦しんでいる「人格」を慰め、弁護する大人の「人格」や、虐待が始まる以前の本人のような天真爛漫な幼児の「人格」などが出現してきます。極端な場合は十人、二十人という多数の「人格」が次々に出現して来ます。

　以上のようなメカニズムで発症してしまった多重人格を治療するためには、一つひとつの「人格」を別々の人のように扱って、それらの「人格」に言いたいことを言わせることによって、もう出現しなくてもよいように誘導していく必要があります。そうして徐々に「人格」の数を減らし、一つの人格へと統合していくのです。

●本物か偽物か

　ところで、このような多重人格の話は、思春期の子どもたちを強く魅き付けるところがあります。「自分の中に何人もの他人がいるのではないか」という考えは、思春期の女の子たちにとって魅惑的なのです。それは、自分が何者なのかという疑問に曝され、それにどう答えたらよいのか迷っている女の子たちの戸惑いの気持ちにぴったり合うからだと思われます（第4章Q6参照）。

　外見上は何も特別に優れた所がない自分だけれど、本当はすごい能力や魅力を持っているのだという空想は、女の子にとって、シンデレラ姫に憧れた幼児期から続くもので、なかなか捨てがたいものです。しかし、思春期になって現実が見えてくると、その願望をそのまま表現することが出来なくなりますので、不満が溜まって来ます。そういう不満に対して、多くの女の子は、少女漫画を読むとか、アイドルに熱中するとかの自分なりの対処法を編み出すのですが、一部の女の子は、病気の症状や心霊現象への傾斜といった非日常的な形で表現するのです。

　ここで言う病気の症状とは、こころの問題が身体の症状として表現されるもので、病名で言えば「身体化」あるいは「ヒステリー」のことです（本章Q1、Q2、Q6参照）。なにしろ「自分の中に別の人がいるような気がする」と言えば、家族が心配して受診させてくれ、さらに精神科医が「解離性同一性障害」という立派な病名を付けて真剣に相手をしてくれるのですから、こういう女の子にとってはやりがいのある表現なのです。それで、「まだもう一人いる、いやまだまだたくさんいる」などと、どんどんエスカレートしてしまうのです。

　もちろん、これは虐待などの原因となる事実がなく、女の子が自分の都合でやっていることですから、本物ではなく「偽物」の多重人格

205

です。しかし、臨床の現場では、過去に実際に虐待があったかどうかは確認しようがないことが多いので、多重人格が本物か偽物かを見分けるのはとても難しいことなのです。

● 狐憑き

　それでは、「解離性同一性障害」とか「多重人格」という概念がなかった昔はどうだったのでしょうか。実は、女の子の口調、態度、表情が突然変わって別人のようになるという現象は、世界中のどの文化においても古い時代から存在し、「神懸かり」、「舌語り（神や悪魔がその人の舌を借りて語るという意味）」、あるいは「狐憑き」などと呼ばれていました。つまり、多重人格は心霊現象だと考えられていたのです。

　昔、「神懸かり」や「狐憑き」になった女の子たちが、実際には性的虐待の被害者だったのかどうかについては、確認しようがありません。しかし、私は大正生まれの大先輩から次のような話を聞いたことがあります。

　私が以前勤務していた京都大学附属病院精神科の北隣には、明治時代に建てられた紡績工場があり、大正時代から昭和30年代までは地方から出て来た女工さんたちが大勢働いていました。戦後すぐの昭和20年代には、日本人はみな生活に追われていたため、精神科を受診する患者はとても少なかったそうです。そして、当時勤務しておられた大先輩の主な仕事は、「狐憑き」になった紡績工場の女工さんを電気ショックで治療することだったそうです。「コーン」と鳴いて飛び回る女工さんを押さえつけて、電気ショックをかけると、簡単に収まったそうです。

　当時の女工さんたちは、中学校を卒業してすぐの15歳から16歳の女の子でした。その中には、おそらくは工場の上司などから性的虐待を

受けていた人もいたことでしょう。また、そうでなくても、若くして一人故郷を離れ、寂しく辛い身の上であったことは確かでしょうから、その不安と不満が「狐憑き」という形で表現されていたのだろうと思われます。

　さらに、思春期の女の子は暗示にかかりやすいので、女工さんたちの間で「狐憑き」が次々に伝染していったものと思われます。つまり、同僚が「狐憑き」を発症した様子を目撃すると、衝撃を受けて、「自分もそうなるのではないか」という不安に捉われ、その不安が極度に高まった結果、自己暗示によって自分も「狐憑き」になってしまうという人が多かったのでしょう。「狐憑き」になった女工さんは、普通は仕事を外されて、故郷に帰されていたはずです。その結果、辛い仕事と寂しい生活から解放される訳ですから、「狐憑き」になった方が本人には良かったとも言えます。そう考えると、私の大先輩が電気ショックによって「狐憑き」を簡単に治していたことは、女工さんたちの秘められた欲求の表現を台無しにしていたことになります。

　以上のように見てくると、現代の多重人格も昔の「狐憑き」も、思春期の女の子たちが生み出した、自分のこころの中にある欲求を実現するための特殊な表現方法だと見なすことが出来ます。周りの大人たちは、それらの表現を、病気であるとか心霊現象であるとか解釈して、その子どもをなんらかの特別扱いにします。女の子たちにとっては、それまでの境遇に不満がある訳ですから、特別扱いされるだけで十分欲求が満たされるのです。

　ここに見られるのは、思春期女子の空想力の大きさです。多重人格も「狐憑き」も、言ってみれば、空想の力によって現実の方を変えてしまおうとする努力です。思春期のこころは、空想の力によって現実に戦いを挑むのです。

第4章

思春期と不思議な現象

―― 現実に対する戦い

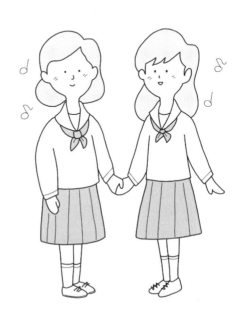

娘が、しょっちゅう「金縛り」になると言って恐がっています。「金縛り」というのは心霊現象なのでしょうか。

睡眠麻痺

 医学的には「睡眠麻痺」と言って、全身の筋肉のスイッチが切れているレム睡眠の最中に目が覚めた状態です。頻繁に起こる場合は、ナルコレプシーという病気の可能性もあります。

● 「お腹の上に」

「金縛り(かなしば)」という現象があります。次のようなものです。

夜中にふと目が覚めて、身体を動かそうとしたところ、全身が縛り付けられているように全く動きません。必死で手足に力を込めても、ピクリとも動かすことが出来ません。眼だけは動き、周囲を見ることは出来ますが、暗いので何も見えません。頭を動かすことも出来ないので、下を見ることが出来ず、自分の身体がどうなっているのかよくわかりません。呼吸も深くすることが出来ず、息苦しく感じます。

そういう状態が1分間から2分間続くと、「自分はどうなるのか、このまま死んでしまうのか」という不安が湧いて来て、焦ります。自分の身体がとても重く感じられるので、どうしてかと視線を下げてゆくと、自分のお腹の上に何か大きなものが乗っているのが見えます。それが人のように見えたので、びっくりして、「うわー！」と叫んだ途端に身体が動き、ガバッと起き上がります。

身体が動くようになったので、部屋の明かりを点けてみると、恐怖で冷や汗をかき、心臓はドキドキと高鳴っていますが、お腹の上には

何もなく、身体の状態にも変わりはないのです。

これがよくある「金縛り」の体験です。「金縛り」という名前は、針金で縛り上げられているように全身が動かないという意味だと思われます。この現象は、わが国では昔から心霊現象として語られることが多くありました（図4-1）。

しかし、この現象は現代科学によって解明されています。医学的には「睡眠麻痺」と言って、睡眠中に全身の筋肉が脱力（麻痺）したままの状態で覚醒したために、意思によって身体が動かず、自分の身体が重く、縛り付けられているように感じられるというものです。

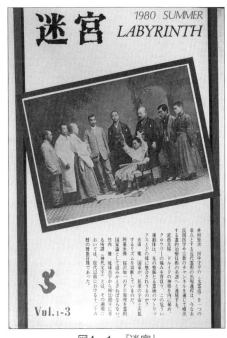

図4-1 『迷宮』
霊性の復権をうたって出版された。「日本スピリチュアリズム史序説」等、本格的？ 霊術研究誌。「金縛術から催眠術へ」は、心霊現象と山伏修験の呪術を重ねて論じている。Vol.1-3, July 1980

● レム睡眠

それでは、なぜ「お腹の上に誰かが乗っている」ように見えたのでしょうか。これは一種の幻覚だと考えられるのですが、睡眠麻痺の時はそういう幻覚が出やすいような意識状態でもあるのです。というのは、睡眠の中でも睡眠麻痺が起こるのは、夢を見ている「レム睡眠」

211

という状態だからです。

　人間の睡眠はそもそも、寝ついてから朝起きるまでずっと同じ深さで続くものではなく、だいたい一時間半ごとに深い眠りが浅くなり、また深くなるということを繰り返しています。その中で、レム睡眠は正常では一晩に３回から４回現われる浅い睡眠ですが、ただ浅いというだけでなく、呼吸や心拍がまるで覚醒しているように動揺します。脳波も覚醒しているような、脳が活発に活動しているパターンになります。また、瞼は開きませんが、瞼の裏で眼が素早くあちこちに動きます。「レム（REM：急速眼球運動）」という名前は、ここから来ています。

　これらの身体の変動が何を表わしているかというと、それは夢を見ているということなのです。実際、眠っている人をこのレム睡眠の時に起こしてみると、必ず夢を見ています。それに対してレム睡眠以外の深い睡眠（ノンレム睡眠）の時に起こしても、はっきりした夢は見ていません。つまり、レム睡眠で眼がキョロキョロ動いているのは、夢の中の風景を見ているからですし、呼吸や心拍が動揺するのは、夢の中の体験によって感情が動かされているからなのです。

　それでは、なぜこのレム睡眠の時に金縛り（睡眠麻痺）が起こるのでしょうか。それは、レム睡眠の時には全身の筋肉のスイッチが切られて脱力しているからなのです。レム睡眠では夢の中の体験に反応するので、筋肉のスイッチを切っておかないと、身体が動いてしまうからです。夢に反応して手足を動かしたり、フラフラ起き上がったりすると、けがをする危険があるので、そういうことが起きないように、スイッチが切ってあるのです。

　レム睡眠は浅い睡眠なので、何かのはずみで目が覚めてしまうことがあります。しかし、全身の筋肉のスイッチが切ってあるので、目が覚めても身体が動きません。それで、身動き出来ない金縛り体験が起

こってしまうのです。しかも、レム睡眠は夢を見る意識状態なので、ちょっとした刺激によっていろいろな幻覚が出現します。そのため、金縛りで身体が重いという感覚から、自分の身体に誰かが乗っているという幻覚が起こりますし、それ以外にもいろいろな幻覚が現われることがあります。

　金縛りは思春期に一番多く体験されます。また、心身が疲れている時に起こりやすい現象でもあります。ですから、神経質なタイプの子どもが、何かに悩んでいたりして疲れている時に起こりやすく、子どもは「悪霊に取り憑かれている」というような心霊的解釈に陥りやすいのです。家族はそのような心霊的解釈を助長しないように、気を付けてあげましょう。

● **ナルコレプシー**

　金縛り（睡眠麻痺）自体は病気ではありませんが、金縛りが頻繁に起こる病気があります。それは「ナルコレプシー（narcolepsy）」と言って、代表的な睡眠障害の一つです。

　ナルコレプシーを持っている人は、日中、すぐに眠ってしまう睡眠発作を繰り返しています。学生の場合は毎回眠ってしまうために授業が聞けず、社会人の場合は仕事中に眠ってしまうためによく注意され、評価が下がってしまいます。自動車の運転中など、気を張っていれば起きていられるのですが、交差点で信号待ちをしている間に眠ってしまって、後ろからクラクションを鳴らされて起きたりします。

　一方、この病気の人は、夜の眠りは浅く、また寝付きが悪く、寝付いてもすぐに目が覚めてしまいます。そして夜中に目が覚めた時に、しょっちゅう金縛りに遭います。毎晩のことなので、この病気の人にとっては金縛りは全く恐いことではなく、幽霊を見たりはしないよう

です。

　ナルコレプシーの病因については、近年になってだいぶ明らかになって来ました。もともと、この病気には一見睡眠と関係のない不思議な症状がありました。それは「情動脱力発作」という症状で、びっくりした時や大笑いした時など、強い情動が呼び起こされた時に、全身の筋肉から力が抜けて、ふにゃっと倒れこんでしまうというものです。この症状も実は、睡眠と関係していたのです。

　どういうことかと言うと、先に述べましたように、夢を見る状態であるレム睡眠においては、全身の筋肉のスイッチが切られて弛緩するのですが、ナルコレプシーでは、その筋肉のスイッチを切ることが覚醒時に情動刺激によって起きてしまうということなのです。レム睡眠は寝ている時ですから倒れることはありませんが、起きている時に全身の筋肉が弛緩すると、ふにゃっと倒れてしまう訳です。

　つまり、ナルコレプシーとはレム睡眠の調節がうまくいかなくなっている状態で、日中、起きているのに突然レム睡眠時のように全身の筋肉が脱力したり、夜間、レム睡眠から覚醒しても脱力したままなので金縛りになるということだとわかったのです。

　ナルコレプシーの病因は、視床下部にあってオレキシン（注1）という覚醒させる物質を産生する細胞が死滅してしまうことだとわかって来ました。しかし、現在のところ、オレキシン産生細胞を増やすことは出来ず、またオレキシンそのものを薬として投与することも出来ません。そこで対症療法として、日中は覚醒作用のある薬剤（精神刺激薬／注2）を服用し、夜間は睡眠薬を服用することで睡眠のリズムを作ります。ナルコレプシーは治る病気ではありませんが、かといってだんだん悪くなるということもなく、同じ処方で長く安定して生活出来る病気です。

思春期の子どもたちは、夜更かしをして睡眠不足になることが多く、またそうでなくても身体がだるく、なんとなく眠いことが多いので、よく居眠りをします。その中にナルコレプシーの子どもが混じっているかもしれませんので、保護者や教師はこの病気のことを知っておくべきです。

注1　オレキシン　視床下部外側野の神経細胞が産生する物質。もともと食欲を増進する物質として発見され、ギリシア語で食欲を意味する「orexis」から「Orexin」と名付けられたが、その後、覚醒を維持する作用を持つことがわかった。
注2　精神刺激薬　脳内の神経伝達を活発にすることで覚醒作用を発揮する薬物。身近なものとしてはカフェイン、ニコチンがあり、また覚醒剤、コカインも含まれる。

娘が、死んだおばあちゃんの声が聞こえると言います。死んだ人の霊と交信するということは出来るのでしょうか。
霊との交信

「心霊主義」の歴史も、思春期の女の子たちの嘘から始まっています。もし嘘でなかったとしても、解離性障害、統合失調症、側頭葉てんかんといった、病気を疑ってみなければなりません。

● **心霊現象**

死んだ人の霊と交信するということは、死んだ家族に会いたい人たちや、急に死んだ人がどういう気持ちだったのか知りたいという人たちにとって、なんとか実現したい願望です。世界中どこでも、死んだ

人の霊を呼び出す力のある「霊能者」、あるいは「霊媒」(霊をこの世に出現させる媒介者)と呼ばれる人がいて、この願望に答えて来ました。わが国では津軽地方のイタコや沖縄・奄美諸島のユタが有名です。

しかし、本当にそんなことが可能なのでしょうか。発明王エジソンは、一時霊界にいる死者と交信するための機械(「霊界ラジオ」)を作ろうと努力したと言われますが、結局成功しなかったようです。死者との交信が可能かどうかという以前に、そもそも死んだ人の霊が別の世界で生きているということ自体、事実なのでしょうか。

死んだ人が別の世界で生きているというのは、現代科学が否定している世界観ですから、死者との交信については、嘘やトリックでなければ、精神疾患による幻覚・妄想ということになります。しかし、現代でも、多くの人が死後の生存や死者との交信を信じているということもまた事実です。そこで、いわゆる「心霊現象」とはいったい何なのかを考えるために、少し歴史を振り返ってみましょう。

● 交霊会

19世紀後半から20世紀の初めにかけて、欧米諸国で心霊ブームがありました。この時期には、裕福な知識階級の家庭でよく「交霊会」が催されました。交霊会とは、霊媒があの世から呼び出してくる霊と出席者が交流する会で、霊媒は霊の姿を見せたり、霊の声を聞かせたりしました。

しかし、方々で催される交霊会で活躍していた霊媒の多くは詐欺師で、彼らが見せる「心霊現象」はトリックだったと言われます。心霊ブームの真っ只中だった1882年のイギリスで結成された心霊現象研究協会(The Society for Psychical Research：ＳＰＲ)は、科学的方法でそれらの「心霊現象」を研究し、霊媒たちのトリックを暴いて見せました。

それでも、心霊の実在を信じる人は多く、交霊会で出現した「高級霊」が語ったという内容、即ち人間の魂は死後にも残って転生を繰り返し、次第に高い次元の世界に上昇してゆくという世界観は、「心霊主義（スピリチュアリズム）」という思想として現代まで生き残っています。

● ハイズヴィル事件

それでは、最初の心霊ブームはどのように始まったのでしょうか。それは、一つの小さな事件から始まりました。その事件とは1848年に起こった「ハイズヴィル事件」です。この事件は、アメリカ合衆国ニューヨーク州の北端にある村、ハイズヴィルに引っ越してきたばかりのフォックス家で起こった心霊現象による騒動です。

フォックス家には当時12歳のマーガレットと10歳のケイトという二人の娘がいて（年齢には諸説ある）、ある日、二人が、「幽霊と音で話が出来る」と言い出したのです。家の中で、どこからともなくコツコツとかパチンという音がして、娘たちがその音に話しかけると、その音が反応するのだというのです。二人の母親が試しに「イエスなら2回、ノーなら1回音を鳴らして下さい」と言ってから、「あなたは幽霊ですか？」と尋ねると、コツコツと2回音がしました。

母親はとても驚いて、近所の人たちを呼んで来ました。地域の有力者の男性が幽霊にいろいろな質問をして、幽霊の素性を知ろうとしました。質問者がアルファベットを繰り返し発音して、特定の文字に来た時に「コツコツ」と答えてもらうことで、幽霊の名前や現われた理由なども聞き出せました。それによると、幽霊の正体は「チャールズ・ロズマ」という名前の行商人で、5年前にここに住んでいたジョン・ベルという男に殺されて地下室に埋められたというのでした。

家族から近所の人たちに噂が広がり、たくさんの人が見物に訪れる

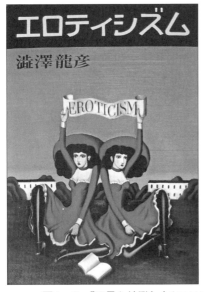 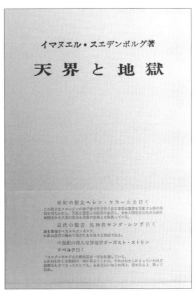

図4-2 『天界と地獄』(イマヌエル・スエデンボルグ 1962)と
『エロティシズム』(澁澤龍彦 1977)の表紙
『エロティシズム』の表紙の二人の少女は金子國義の絵。少女のスカートの中の"性"が、「ハイズヴィル事件」のラップ音を出した？

ようになりました。噂が噂を呼び、あっという間にフォックス家の幽霊と姉妹の能力の話は、アメリカ中、さらに欧米諸国に知れ渡りました。フォックス姉妹は有名人となり、その後はアメリカ各地で幽霊を呼び出して対話するショー（交霊会）を開催するようになりました。その過程で、幽霊が鳴らす「コツコツ」「パチン」という音は「ラップ音」と呼ばれるようになりました（図4-2）。

● 嘘かトリック

すると、今度はフォックス姉妹に影響されて、各地に同じような能力を発揮する超能力者即ち霊媒師が出現し、心霊現象を信じる人たち

の家で交霊会を催すようになりました。「ハイズヴィル事件」が世界的な心霊ブームの始まりだったのです。

　しかしながら、先に述べましたように、ほとんどの霊媒は、実際にはトリックを使って心霊現象を演じる詐欺師でした。そうだとすると、霊媒の元祖であるフォックス姉妹はどうだったのでしょうか。

　フォックス姉妹については、1851年にバッファロー薬科大学によって調査が行われ、その結論は、「ラップ音と言われるものは、姉妹が足首と膝の関節で鳴らしている音だ」ということでした。つまり、完全に姉妹によるトリックであって、心霊現象など存在しないと言うのでした。しかし、この調査結果の公表後も、姉妹の起こす現象を真の心霊現象だと信じる人は相変わらず多く、姉妹のショーは人気を博し続けました。

　心霊現象の実在を信じる人たちは「心霊主義」という思想運動を起こし、その支持者には有名な科学者や文学者も含まれていました。そして、フォックス姉妹はこの心霊主義のカリスマに祭り上げられていったのです。一方、多くの科学者やキリスト教関係者は「心霊現象はすべて嘘かトリックであり、心霊主義は虚妄である」として批判しました。

　こうして心霊主義と反心霊主義の論争が続いていたさなか、ハイズヴィル事件の40年後に当たる1888年に、決定的な出来事がありました。生活に困窮し、アルコール依存症になっていたフォックス家のマーガレットが、ある新聞で「ラップ音はトリックでした」と告白したのです。さらに、これまで行ってきた交霊会がすべてトリックであったことを暴露する実演付きの公演を各地で行ったのです。カリスマが自らを否定し始めたため、心霊主義運動は大混乱となりました。

　ところが、それからわずか１年半後に、マーガレットは告白を撤回

219

しました。「反心霊主義の人たちに金銭的な援助をしてもらうのと引き換えに、嘘の告白をさせられたのだ」と言うのでした。そして、そのまま彼女は1893年に亡くなりました。その妹のケイトはその前年に亡くなっています。このマーガレットの最終的な言い分は、とても信じることが出来ない言い訳であるように思われますが、現在でも心霊主義を信奉する人たちは、このことを信じているのです。

さて、ハイズヴィル事件の真相は何だったのでしょうか。フォックス姉妹は単なる詐欺師だったのでしょうか。普通に考えればその通りなのですが、フォックス姉妹や他の霊媒たちが全員詐欺師であったとして、世界を巻き込んだ心霊ブームが、すべて思春期の女の子たちのちょっとした嘘から始まったのだとしたら、それはそれでやはり恐しいことではないでしょうか。

思春期の女の子たちが本気で嘘を付いたら、大人たちはそれを見破れないどころか、むしろその嘘に感情を動かされて巻き込まれてしまい、いつの間にか嘘の片棒を担がされているということがあります。大人たちの感情を揺り動かすことによって、現実にはないものをあらしめてしまう、そのような少女たちのこころの力は、霊能力ではないにしても、やはり大きなものであるように思われるのです。

● **解離性障害**

フォックス姉妹の交霊会は、ラップ音と呼ばれる物音による霊との交信でしたが、実際に死んだおばあさんの声が聞こえるというのなら、嘘やトリックとは考えられません。真の心霊現象だという可能性を別とすれば、こころの病気あるいは脳の病気である可能性が高いと思われます。

こころの病気としては、まず「解離性障害」が考えられます。

解離性障害は心因性の精神疾患で、心的外傷（トラウマ）が原因になることが多いとされています。その場合、聞こえてくる声は自分を虐待する人、たとえば義父の声で、声だけでなく、強い恐怖を伴った過去の記憶が甦ってくる感じになります。一方で、心的外傷との関係が明らかでなく、本物の心霊現象のような形で、死んだ家族の声が聞こえるとか、姿が見えると訴える患者もいます。解離性障害の治療は、多くの場合、心的外傷を扱う必要がありますので、長期的な心理療法を受けなければなりません。

● **統合失調症**
　次に、「統合失調症」が考えられます。統合失調症は内因性の精神疾患で、心的外傷などの心因は基本的に関係なく、素質によって発症する病気です。この病気で最も目立つ症状が人の声の幻覚（幻聴、幻声）です。しかも、単に人の声が聞こえるだけではなく、その声がいろいろと話しかけてくるので、無視することが出来ず、つい言い返して、会話をしてしまいます。つまり、他人から見ると、一人で会話をしていることになります。
　これは大変不思議な症状で、詳しいメカニズムは今もわかっていませんが、自分の一部が他人となって、自分に話しかけて来るのだと考えられています。この「自分の中の他人」と自分の対立が激しくなると、一人で喧嘩をして、錯乱状態になってしまうので、精神科での入院治療が必要になります。しかし、統合失調症の症状には抗精神病薬がよく効きます。症状が軽いうちに発見して、早期に治療すれば、長期入院する必要もなく、重症化しないで済みます。

● 側頭葉てんかん

　脳の病気としては、「側頭葉てんかん」が考えられます。

　側頭葉てんかんはてんかんの一種で、大人のてんかんに最も多いものです。側頭葉てんかんでも全身痙攣発作が出現することはありますが、それ以外にもっと軽い症状がいろいろあります。その中に昔の記憶が蘇ってくるものや、声が聞こえてくるというものがあるのです。側頭葉てんかんでは、側頭葉の中でてんかん性活動が起こるのですが、側頭葉の内側にある海馬（注1）が刺激されると記憶が蘇って来ますし、側頭葉の外側にある聴覚野が刺激されると音が聞こえて来るのです。そのため、幻聴が出て来る場合もあるのです。

　側頭葉てんかんの症状として声が聞こえる場合は、「いつかどこかで聞いた声だ」という、思い出せそうで思い出せない感じが伴うことが多いようです。また、声が聞こえる以外の症状として、チラチラした光が見えることや、誰かが後ろに立っているような感じがすることがあります。これらの幻覚が合わさって、心霊現象だと解釈される可能性があります。

　側頭葉てんかんは、幼児期に全身痙攣発作があって、それ以来抗てんかん薬（表3-1）を服用しているのに、思春期以降に新しい症状が出現して来る場合が少なくありません。軽い症状を放っておくとだんだん重い症状、特に意識が曇る発作（複雑部分発作）が出現して危険を伴いますので、てんかんの専門医を受診して抗てんかん薬を調整してもらいましょう。

注1　海馬　大脳辺縁系の一部で、記憶の機能にとって最も重要な部位。アルツハイマー病ではこの部位が萎縮するために健忘が起こる。記憶を可能にする特別な性質（長期増強）を持つ神経細胞から出来ているために、なんらかの傷害を受けた場合にてんかん発作を起こすようになってしまいやすい。

第4章　思春期と不思議な現象――現実に対する戦い

 透視能力というのは本当にあるのでしょうか。

透視能力

 大正時代に世間を騒がせた「透視術」はトリックだったと言われています。手品師の芸と同じです。しかし、解離性障害の患者には実際に透視能力を発揮する人がいるようです。

● 「千里眼事件」

　透視能力とは、いわゆる超能力の一種で、見えないはずのものが見える能力のことです。裏返したカードの数字を当てたり、隣の部屋にある物を言い当てたり、遠くで起こっていることを間近で見ているように語ったりすることです。

　こういうことは物理学的・生理学的にありえないことで、人前でこういうことをして見せる人は、たいていなんらかのトリックを使っています。手品師が芸としてやって見せることもあります。

　わが国では、明治の終わりから大正の初めにかけての時期(1910年代)に、この透視能力の存在を巡って、学界とマスコミを巻き込んだ大論争がありました。それは「千里眼事件」と呼ばれる事件で、東京帝国大学文科大学（現在の東京大学文学部）の助教授だった心理学者の福来友吉が本物だと主張した超能力を、帝国大学理科大学（現在の東京大学理学部）の教授で総長でもあった物理学者の山川健次郎がトリックだと言って否定したのでした。

　「千里眼」というのは、もともとは遠くで起こっていることが見えるという超能力のことですが、この事件で実際に問題になったのは、

223

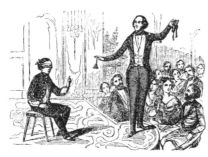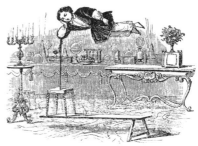

図4−3 透視術と浮遊術
　近代奇術の父、フランスのジャン・ウジェーヌ・ロベール＝ウーダン（Jean Eugène Robert-Houdin, 1805〜1871）と二人の息子。弟は透視術を披露。兄は「宙に浮く少年」を演じた。各々仕掛け（トリック）があるが、時計職人を父に持つウーダンの"技"は優れていた。

　手元で密閉された物の中身を言い当てるという透視能力でした。そういう種類の透視能力（図4−3）を持っていると主張する女性が次々に現われて、福来博士は彼女たちの能力が本物だと主張して、公開実験まで行ったのですが、山川博士たちがトリックを使っていると指摘したため、世間からの信用を失ってしまいました。しかし、福来博士はその後も透視能力の存在を信じ続け、その研究を纏めて出版したりしたため、東京帝国大学を追放されてしまいました。
　一方、本来の意味での千里眼、つまり遠くで起こっていることを間近で見ているように語る超能力については、時代はさらに遡りますが、18世紀のヨーロッパで活躍したスウェーデン人の科学者で神秘思想家のイマヌエル・スウェーデンボルグ（Emanuel Swedenborg）がこの能力を持っていたと言われます。1759年にストックホルムで大火事が起こった時、スウェーデンボルグは50キロも離れた所にいたにも拘わらず、顔面蒼白になって、すぐそばで見ているように火事の様子を語り、自分の家がぎりぎりで延焼を免れたと喜んだのですが、後でそれが事実だったと確かめられたというのです。

● 15歳、Mさん

　精神科では、解離性障害の人が透視能力を発揮することがあると言われています。19世紀の終わりに「解離」という病態を初めて理論化したフランスの精神科医ピエール・ジャネ（Pierre Janet）は、ヒステリー（今で言う解離性障害）の患者を使って透視の実験をしていました。しかし現在では、透視能力というものの存在自体が疑われていますので、解離性障害の人が自分に透視能力があると主張しても、たいていは作り話か思い込み、あるいは幻覚・妄想と考えられました。

　しかし、実際に、たとえばトランプゲームの「神経衰弱」をさせてみると、まだめくったことがないカードをやすやすと当てるなど、異常に「勘が良い」ことがわかることがあります。こうなると、単なる思い込みや幻覚・妄想ということで済ますことは出来なくなります。

　実は、私は透視能力者の患者を診ていたことがあります。それは当時15歳の女の子で、てんかんが悪化したということで、私が勤めていたてんかん専門病院で検査入院をしていました。この少女を仮にMさんとしておきます。

　当時はまだ20代だった私が担当になると、Mさんはすぐに懐いてくれましたが、彼女の気持ちは単に懐いているというより、恋愛感情に近いもののようでした。思春期の患者が若い異性の医師に対して恋愛感情を持つことは珍しいことではありません。精神科では、患者が医師に恋愛感情を持つことを「陽性転移」という精神分析用語で呼びますが、一般的にこういう感情は治療の妨げになるとして、担当を交代します。

　私の場合は担当交代にはなりませんでしたが、Mさんは毎日の回診の時間以外にも、たびたび私を呼び出しました。そして私の気を引こうとして、いろいろなことを話しましたが、その中で、意外なことを

言い出したのです。それは、彼女には透視能力があるということで、超能力を扱ったテレビ番組に出ているというのでした。

　私はその番組を見ることは出来なかったのですが、興味を持って、Mさんの透視能力を確認したいと思いました。そこで、病院の心理士に協力してもらって、ちょっとした実験をしてみました。具体的には、紙にいろいろな文字や記号を書いて、それを小さく折り畳んで書いた内容が見えないようにして、Mさんに渡して、私たちの目の前で、折り畳んだ紙を開かないで、書いた内容を言い当ててもらったのです。

　Mさんと私から見えない所で、心理士が1つずつ別の文字や記号を書いた紙を折り畳んだものを数個作り、それらを私がMさんに渡しました。Mさんはそれらを1個ずつ右手で握って持ち、顔の横に持って行って、眼を閉じて透視を試みました。1個目については、Mさんは「わからない」と言い、自信なげにある文字を書きましたが、紙を開いてみると、全く外れていました。2個目・3個目についても、Mさんは「う〜ん」、「あれ〜、わからない」と困惑し、迷いながら文字や記号を書きましたが、やはり全く外れていました。

　ところが、4個目の紙を持って顔の横に持って行った途端、Mさんは表情を変えずに「ん、わかった」と言って、さっとある記号のような物を書きました。それは少し湾曲した「W」のようなものだったので、私が「これはW？」と確認したところ、Mさんは「Wじゃないんだけど…」と答えました。私が「Wじゃなかったら何？」と尋ねると、Mさんは「うーん…」と言うだけで答えませんでした。そのように見えたからそう書いただけで、それが何なのかはわからないということのようでした。

　そしてその紙を開いて見てみると、「ん」と書いてあったのです。実験用の紙はすべて心理士が作ったものだったので、私は「ん」とい

う文字を書いた紙があるということさえ知りませんでした。そしてこの結果を見て、私は驚き、「これは本当に見えていたのかもしれない」と思いました。

　その後も何回か実験を繰り返しましたが、「ん」の時のような成功（？）は二度と起こらず、実験を終了しました。

　Ｍさんはこの実験の成績が不本意だったようで、この後、週末の外泊（入院期間中に自宅に帰って泊まること）中に自宅で施行したという実験の成績を持って来たのですが、その成績は、ほとんど100パーセント的中したというものでした。しかし、私たちにとっては、私たちが管理していない実験には証拠としての価値はありませんでした。

　この後、退院までの間に、Ｍさんの病状が良くないとのことで、担当医である私が緊急に呼び出されることがありました。病棟に行ってみると、Ｍさんが仰向けに床に倒れて、全身を細かく震わせていました。眼は半開きで、顔は紅潮しており、呼びかけても答えませんでした。全身痙攣発作ですので、てんかん発作なのかヒステリー発作なのかの鑑別が重要でしたが、私の見るところ、ヒステリー発作でした。

　発作の始まりから見ていた看護師さんたちに聞いたところ、その日、Ｍさんはしきりに私に会いに来てほしがっていて、ぐずぐず泣いているうちに意識が薄れて倒れ、痙攣発作に移行していったとのことでした。私はそれを聞いて、かわいそうだけれども、顔を見せないでおこうと思いました。ヒステリー発作は満たされない欲求の現われであり、発作を起こすことによって欲求が満たされれば、ますます増えてしまうからです（第３章Ｑ１、Ｑ２参照）。私が立ち去った後、まもなくＭさんの発作は収まり、回復したとのことでした。

　それ以降、私はＭさんに最小限しか接しないようにして、退院の日を迎えました。検査入院の結論は次のようなものでした。Ｍさんには

幼児期からのてんかんが確かにありましたが、最近になって病状が悪化したというのは、てんかん発作が増えたのではなく、思春期に入ったために、新しくヒステリー発作が出て来たためだったのです。家族には、ヒステリー発作に対して構い過ぎないように指導しました。

退院後は、Mさんは遠くに住んでいたこともあって、私が外来で担当することもなく、そのままになりました。結局、Mさんが私に残した印象は、不思議な超能力少女というものではなく、自分の好意を隠すことが出来ない純情な女の子でした。そして、彼女が起こしたヒステリー発作は、自分の欲求がコントロール出来ない状態を直接的に表現しているように思われ、強烈な印象を残しました。てんかんとヒステリーと超能力、この三つがどのように関係しているのかということが、私にとっての大きな謎として残りました。

それから7年が経ち、私は転勤して大学病院に勤めていました。Mさんのことはすっかり忘れていたのですが、ある日の午前中、仕事中にふとMさんの顔が頭に浮かび、「あの子ももう22歳になってるんだな、どうしているかな」と懐かしく思いました。しかし、なぜか名前が出てこず、「あれ、あの子の名前は何だったかな…」と考えましたが、どうしても思い出せませんでした。

そして、いつものように忙しく外来診察をこなしているうちに、午後3時頃になって、「Mという人から電話がかかっています」と呼ばれました。しかし、私は「M」という名前に心当たりがなく、忙しくてイライラしていたこともあって（またセールスの電話かと思って）、「そんな人は知らないから電話を回さないで切ってほしい」と言って、切ってもらいました。

ところが、1時間ほど経ってから急に思い出したのです。「あれはMさんからの電話だったんだ」と。そして、「午前中に私の頭に彼女

第4章　思春期と不思議な現象——現実に対する戦い

の顔が浮かんだのは、彼女が私に会いたがっていたからだ。つまり、彼女からのテレパシーだったのだ」、「きっと彼女の頭にも私の顔が浮かんでいたに違いない」。そのように私には思われました。

しかし、そうだとすると、私がMさんの名前をどうしても思い出せなかったことが奇妙に思われました。それは「Mさんに会うべきではない」という何者かからの、というより、むしろ私の無意識からのメッセージではなかったのかと思いました。

その日からしばらくの間、Mさんからまた電話がかかって来るのではないかという期待を持っていました。しかし、二度とかかっては来ませんでした。

娘が、「前世はインドのお姫様だった」と言うのですが、「生まれ変わり」ということは本当にあるのでしょうか。

前世心中

「生まれ変わり」という考え方は、1980年代のオカルトブームの影響で世間に広まりました。「少女二人心中事件」やオウム真理教事件も「生まれ変わり」を信じたために起りました。

● 輪廻転生と進化論

「生まれ変わり」は現代の科学的世界観には合わず、学校教育では教えていません。なぜかと言えば、「生まれ変わり」は死後の魂の存続を前提にした考え方なので、肉体を離れた魂の存在を認めていない

229

科学的世界観からは認めることが出来ないのです。それにもかかわらず、現代でも「生まれ変わり」を信じている人はかなり多くいます。それはなぜでしょうか。

「生まれ変わり」つまり輪廻転生というのは、私たち日本人にとっては仏教に関係する古い概念ですが、西洋のキリスト教諸国の人にとっては、比較的新しい概念です。なぜかというと、輪廻転生はキリスト教の世界観には合わないので、西洋諸国ではずっと否定されて来て、近年になってやっと認められるようになったからです。

欧米諸国では19世紀後半になって、科学の急速な進歩による科学的世界観の広まりと、世界各地の植民地から入ってくるキリスト教以外の宗教における世界観が知られるようになったのが相まって、キリスト教的な世界観が大きく揺らぎました。

キリスト教的世界観が衰退した後、すぐに現代の私たちと同じ世界観に交代した訳ではありません。「神などいないし、神に救われる魂もない」と考える唯物論は確かに支配的になりましたが、そこから経済発展の必然的法則によって革命が起こり、労働者の支配する体制が出現するはずだという、マルクス主義に代表される社会主義の世界観が現われ、その一方で、キリスト教的世界観は否定しつつも、人々の魂が救われる別の道を指し示す新しい宗教が次々に登場しました。その代表格が1875年にアメリカで創立された「神智学」（図4−4）です。神智学の教義は、ヒンドゥー教的な輪廻転生と科学的な進化論を合体させたもので、人の魂は輪廻転生を繰り返しながら、徐々にレベルが上昇し、最終的には神的存在に至るという世界観でした。

即ち、キリスト教のように、ひたすら弱者として神にすがることによって救われるというのではなく、本人が世界の真理に目覚め、意識的に努力すれば、誰でも自ら神のような存在にまで上昇出来るという

第4章　思春期と不思議な現象——現実に対する戦い

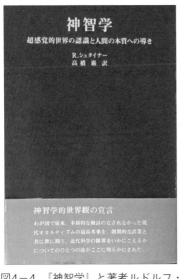
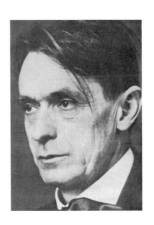

図4-4　『神智学』と著者ルドルフ・シュタイナー（1861〜1925）
　シュタイナーは「神智学」を「人智学」へと、少し貌を変えて"神秘"を説いた。彼の『神智学』はゲーテの影響下にある。ユング、パウル・クレー等、多くの思想家・芸術家に影響を与えた。右のシュタイナーの写真は晩年のもの（『神智学』イザラ書房、1977年、口絵より）。

考え方です。これは厳密に言えば、ヒンドゥー教の世界観とも進化論の世界観とも違うのですが、進歩的で競争的な現代世界にはよく適合する考え方です。

　それで、「神智学」は19世紀の終わりから20世紀の初めにかけて急速に発展しました。また、分派や真似をした新興宗教も多く現われ、「神智学」の世界観は薄められながら世界に浸透していきました。これが20世紀後半には「ニューエイジ（新時代）」と総称される思想的潮流となり、わが国にもさまざまな形を取りながら流入して来ました。

● 二人の少女の遺書

　それでは、当時の思春期の子どもたちはどうだったでしょうか。

1980年代のオカルトブームを象徴するような一つの事件がありました。中学２年生の同級生の少女二人が、一緒にビルから身を投げて自殺したのです。現場に二人の遺書が残されていたのですが、それが「私たちは生まれ変わるために死ぬ」という内容だったのです。

　この遺書がどういう意味なのかを理解するためには、当時の状況について知らなければなりません。この時代には、ノストラダムスの大予言（本章Ｑ９参照）関係の情報や、ＵＦＯ関係や超能力関係、そして輪廻転生の情報など、オカルト情報を満載した雑誌が何種類か発行され、若者に売れていました。そして、そういう雑誌の読者投稿欄には、自分と同じようなタイプの人と知り合いたいという若者の投稿が溢れていました。当時はまだインターネットがありませんでしたから、趣味の合う人を見付けること自体が難しく、さまざまな趣味の雑誌が貴重な交流の場だったのです。

　その読者投稿欄にある時期から、「前世の使命に目覚めた人は連絡を下さい」というような内容の投稿が現われました。これは、「前世の使命に目覚めた」と確信した人が、「自分と同じように目覚めた人が他にもいるはずだ」と考えて、そういう仲間を求めて投稿しているものと考えられました。中には「○○、××、△△、□□という名前に覚えがある人は連絡を下さい」（○○などは意味不明なカタカナ言葉）というような投稿もあり、おそらく投稿者はこれらの「名前」が頭に浮かんで、それを自分が前世に生きていた頃の仲間の名前だと思い込んで、仲間を探しているのだと思われました。

　これだけなら、頭のおかしな投稿者が意味不明な投稿をしているというだけのことですが、これらの投稿に反応して、「私はこの人の前世の仲間だ」と思い込んだ読者も実際にいたかもしれません。というのも、「二人組精神病（共有精神病性障害）」といって、ある人の宗教的

な妄想に反応して、もう一人の人が同じ妄想を共有し、二人で一つの妄想を語り続ける場合があるのです。考えようによっては、新興宗教はすべてこのような妄想の共有によって成立するのだと言えるかもしれません。

そして、心中した二人の少女は、まさにこの「二人組精神病」の状態にあったと考えられるのです。遺書の内容によれば、二人は前世において、古代帝国の姫君であり、現世よりも楽しく意義深い生活を送り、現世よりも互いに深い関係を持っていたと信じていたようです。そういう妄想を二人で共有していたことになります。それで、現世はつまらないから前世に戻ろうとして心中したというのです。

前世において、自分たちは高貴な身分であり、現世よりずっと幸せな生活を送っていたというのは、いかにも思春期の少女らしい都合の良い空想なので、そこに戻りたくて死んだというのは、馬鹿げたことだとも思われます。

あるいは、もしかすると二人とも家庭環境が悪く、現世から逃れたい動機があったのかもしれません。そこに、現世から逃れて楽しかった前世に戻る方法があるというオカルト情報があって、それを本気にして実行してしまったということなのかもしれません。

いずれにしても、もし二人がオカルト雑誌の情報に触れていなければ、このような奇妙な考えに捉われることはなく、心中することもなかったでしょう。その意味で、少女たちがオカルト雑誌を熱心に読んでいたことが不幸でした。さらに言えば「前世の仲間を探している」という内容の投稿が、雑誌の編集部による捏造であった可能性もありますが、もしそうだとすれば、編集部の罪は重いと言わざるをえません。

● 「地下鉄サリン事件」

　二人の少女の心中事件があってから数年後には、あの「オウム真理教事件」が起きました。オウム真理教は1989年に立教した新興宗教で、もともとはヨガの修行によって悟りを得ようとする団体でしたが、次第に教祖を個人崇拝するカルト集団となり、出家信者たちを洗脳して疑似国家を形成していました。そして教祖の誇大妄想に従って、化学兵器・生物兵器を開発し、日本の国家を武力によって打倒し、自分たちの王国に変えようとしました。

　オウム真理教の教義はチベット仏教の世界観を基本にしていて、輪廻転生を認めていました。彼らの理屈では、オウム真理教の信者たちは前世の行いが良かったから現世では正しい生き方が出来ているが、前世の行いが悪かったために、オウム真理教を否定する間違った生き方をしている人たちが多くいると言います。

　そして、その人たちは自力ではなかなか悟れないので、オウム真理教の信者が殺してあげた方が、早く生まれ変われるので、殺すことで生まれ変わりを手助けしてあげようというものでした。この理屈によって、13人の死者を含む数百人の犠牲者を出した「地下鉄サリン事件」に代表されるオウム真理教による殺人事件が正当化されていたのです。

　このようなオウム真理教の教義は、チベット仏教の教えから遠く離れ、ニューエイジの影響やノストラダムスの大予言などがごちゃ混ぜになったものでした。その中には「ＣＩＡから狙われて放射線を浴びせられている」など、教祖の誇大妄想や被害妄想としか思えない内容も含まれていましたが、教祖が絶対正しいと洗脳されていた信者たちは、それらもすべて本気にしていたのです。

　オウム真理教事件があってから、一般の人は新興宗教やオカルト情

報について警戒するようになり、簡単には信じないようになりました。しかし、事件から20年以上が経っていますので、今の子どもたちはオウム真理教を知りませんし、いつの時代もオカルト情報は思春期の子どもたちを魅了しますので、子どもたちがオカルト情報に捉われてしまう可能性は十分にあります。

　思春期は視野が広がってくる一方、まだ常識的判断力が不十分なので、極端な思想に捉われやすい時期です。子どもたちが危険な思想に捉われてしまわないよう、周囲の大人が注意してあげるべきです。

 娘が、「時々自分の魂が身体から抜け出して飛び回っている」と言います。そんなことが本当にあるのでしょうか。

体外離脱体験

 一種の幻覚です。精神医学では「体外離脱体験」と呼ばれています。そのメカニズムは、心理的なもの、脳の病気の二つに分かれます。脳の病気の場合は、てんかん発作の一種と考えられます。

● 臨死体験

　「魂が身体から抜け出した」という話があります。よく知られているのは、人が死にかけた時にした体験、いわゆる「臨死体験」です。事故や急な病気で死に瀕した人が、蘇生して、「死にかけている自分を上の方から見ていた」などと話すのです。しかも、その後、暗いトンネルに引っぱり込まれたと思ったら、急に広くて明るい花畑のよう

な所に出て、そこで死んだ親戚に会い、「おまえはまだここに来てはいけない」などと言われて追い返された、というような話です。

こういう話を聞くと、いかにも物質的な肉体とは別に非物質的な魂が実在して、肉体が死んだ後には魂は別の世界に移り住むのだという考えが証拠付けられたように思われます。それで、こういう現象は「幽体離脱（幽体＝肉体から離脱した魂）」と呼ばれています。

一方、こんな話もあります。登山家が雪山の登山で遭難し、危うく死にかけて助かったのですが、その間、大雪原の中を歩いている自分の姿を、はるか上の方から見ながら励ましているもう一人の自分がいたというのです。この場合は、肉体から魂が抜け出しているのに、まだ肉体は歩き続けていたということですから、事故や病気による臨死体験と同じようには考えにくいです。これは肉体から離れた魂の実在を証明する「幽体離脱」の話ではなく、むしろ極限状態で起こる特殊な心理現象を表わしているようにも思われます。

● 体外離脱体験

現代の精神医学においては、こういう「自分の姿を離れた場所から見る」現象は実在することとして認められていて、「体外離脱体験」と呼ばれています。ただし、もちろん肉体から離れた魂の存在を証明するものだと考えられている訳ではなく、一種の幻覚だとされています。そのメカニズムは大きく二つに分かれます。一つは心理的なメカニズムで、もう一つは脳の病気によるものです。以下にその内容を記します。

① てんかん症状としての体外離脱体験

脳の病気による体外離脱体験は、てんかん発作の一種として考えら

れています。脳の一部（側頭頭頂接合部）には自分の身体の位置を感じる部分があって、その部分の働きがてんかん発作の影響で異常になると、一時的に自分の身体の位置がいつもとは違う所に感じられるのだというのです。しかし、この説では、自分の身体がどこにあるかという身体感覚が変化することは説明出来ますが、その変化した場所に自分の姿がはっきり見えること、特に自分の顔や後頭部や背中が見えるということは説明出来ません。

　私は以前、発作の際に体外離脱体験が起こるてんかんの患者さんを診ていましたが、その人の話では、発作の最中には自分の斜め後ろから自分の後頭部を見ているか、あるいは自分の正面から自分の顔を見ているかだということでしたから、この説には当てはまらないように思われます。

②　解離症状としての体外離脱体験

　一方、心理的メカニズムで起こる体外離脱体験というのは、解離症状の一つだと考えられています。解離症状とは、何か嫌なことから逃れたいという動機がある場合に、意識を弱めることによって、その嫌なことを感じなくしたり、記憶から消したりしてしまう症状です。いろいろな種類があり、自分が自分でないように感じる「離人症（りじんしょう）」や、現実が現実でないように感じる「現実感喪失」も解離症状の仲間です。

　解離症状としての体外離脱体験は、極度に辛い状況において出現する重症の解離症状だと考えられています。即ち、親族からの性的虐待など、ひどく辛いのに逃れることが出来ないような状況において、自分を他人のように外から見ていると想像することによって、苦痛を感じないようにしている状態だと考えられています。これは、「虐待の被害に遭っているのは自分ではなくて別の誰かだ」と思い込むという

ことで、多重人格の成立のメカニズムと共通するものです（第3章Q8参照）。

　あるいは、虐待されていた当時には体外離脱体験はなかったのですが、後になってその時のことを思い出す際に、記憶が再構成されて、「自分を少し離れた場所から見ていた」という形で思い出されるのだと言われます。幼小児期に虐待を受けていた場合、当時の記憶は混乱していて、事実がそのままの形では残っていないと考えられますので、「自分を見ていた」というのはおそらく事実ではなく、後で作られた体験だと考えられるのです。

　体外離脱体験は、実際には、てんかん発作によるものと虐待時の解離症状によるものしかない訳ではなく、他にもいろいろな場合があるようです。特に心理的ストレスが強い状況でなくても、時々ふっとそういう状態になるという人もいるようです。また、ある種の訓練によって、随意にこの現象を起こせるようになったという人もいて、そのテクニックを教える本が出版されています。

　それにしても、夜毎、布団の中にいる身体を離れ、魂が夜空を自由自在に飛び回るというのは、いかにも思春期の子どもたちが好みそうなファンタジーですし、自分がそのような状態になっていると想像するのは楽しいことでしょう。ですから、思春期の子どもが体外離脱体験を起こすことが出来ると主張している場合、一番可能性が高いのは、てんかんでも解離症状でもなくて、自己暗示によって、自分がそのような状態になっていると思い込んでいるということです。

　もし子どもが「絶対に本当だ」と言い張る場合には、「それなら、家の屋根の上に乗っている物を見て来てほしい」と頼んでみて下さい。

コラム 心霊体験者・南方熊楠

　明治の半ばから昭和初期にかけて活躍した博物学者の南方熊楠（みなかたくまぐす）は、さまざまな心霊体験を持っていて、しかもそれを他人にあけすけに明かしています。彼はしばしば和歌山県の森の中に入って、キノコや粘菌（ねんきん）などの生物を採集していたのですが、その際、夜な夜な自分の魂が抜け出して森の中を飛び回り、探している生物を見付け出したと述べています。また、亡くなった両親や知人の霊が現われて、探している生物の居場所を教えてくれたと書いています。

　南方がさまざまな学問に通じた間違いなく一流の知識人であるため、余計に彼のこういった心霊体験についてどう解釈すればよいのか、南方の仕事に興味を持つ人はみな困惑します。

　今では、南方はてんかんを持っていて、時々発作を起こしていたということが知られています。それで、彼が日常的に持っていたらしいこれらの心霊体験は、てんかんの症状だったのではないかと考える人もいます。

どうして、思春期の女の子は占いが好きなのでしょうか。

占いに夢中

 自分の中の他人に決めてもらうという、女性特有の「霊的」傾向が現われているものと考えられます。自己決断という現代社会のプレッシャーからの逃避とも見なせます。

● 占い好き

　思春期の女の子たちは占いが好きです。星座占いや血液型占いを熱心に勉強して、「私は射手座生まれだから…」とか「あの子はB型だから…」などと夢中で話します。また、初詣などで神社に行くと必ずおみくじを引きますし、喫茶店などに「今日の運勢」と書いた有料の占いがあれば必ずやりたがります。また携帯電話で毎日「今日のラッキーカラー」を確認して、その色の物を身に着けて出かけるという子もいます。女の子たちはどうしてあんなに占いが好きなのでしょうか。

● 生年月日

　一口に占いと言ってもいろいろな種類があります。

　星座占いは、自分が生まれた月（ある星座の支配期間）によって自分の性格と運命が決まっていると考えるものです。「四柱推命」や「六星占術」も生年月日によって一生の運命が決まっていると考える占いで、人生上の大きな決断をしようとする時に、最も適したタイミングを教えてくれると考えられています。これらの占いは、人の命が宇宙の循環のリズムに乗って進んでおり、そのリズムに逆らわず、合わせ

た方がうまくゆくという世界観に基づいています。

● おみくじ

一方、神社で引くおみくじ（図4-5）は、初詣の時にはその一年の運勢を占う訳ですが、それ以外の時に引く場合は、その時その場所での本人の態度によって良し悪しが決まると考えられています。ここでは星座や四柱推命のように最初から決まった運命のリズムがあると考えられている訳ではなく、人の運命はとても流動的で刹那的なものであり、神々に気に入られるかどうかで左右されます。それで、おみくじを引く時には真面目な態度を示して、手を合わせて神にお願いをしてから引く訳です。

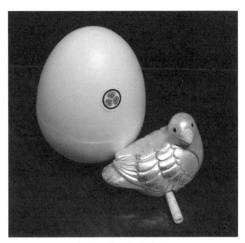

図4-5　おみくじ
石清水八幡宮の鳩神籤（はとみくじ）と田中神社（京都市左京区）の孔雀の卵の神籤。

● 十干十二支

西洋由来の星座占いは生まれ月による占いですが、東洋には昔から生まれ年による占いがあります。それは「十干十二支（じっかんじゅうにし）」によって60種類に分かれるのですが、わが国では生まれ年の十二支の動物にその人の性格を関係付けることが広く行われて来ました。しかし、生まれ年による占いは、同学年の子ども全員を同じ性格だと判断することになりますので、現代ではリアリティーを失っています。

241

私は1966年（昭和41年）生まれですが、この年に生まれた人は前後の年よりも25パーセントも少ないので、学校のクラス数も少なかったのです。なぜかというと、この年は60年ごとに巡ってくる「丙午」の年で、「丙午生まれの女性は気性が激しく、夫の命を縮める」という迷信があって、結婚しにくいということがあったので、この年に子どもを産むのを避けた夫婦が多かったからなのです。

　この迷信は江戸時代に始まり、1906年（明治39年）にも出産の抑制が起こったのですが、それでも4パーセント低かっただけで、1966年ほどではありませんでした（避妊法が普及していなかったためと考えられます）。次に丙午が巡ってくるのは2026年ですが、現在はこの迷信が信じられなくなっていますので、今度はこのような出産の抑制は起こらないだろうと思われます。

● **手相・人相**

　手相占いや人相占いは身体的特徴による占いです。手の皺や顔の作りは基本的に生まれ付きのもので、自分の意志では変えられません。そういうものによって自分の人生が決まっていると考えるとすると、かなり強い運命論的な人生観になります。実際、手相によって人の寿命までわかるとされています。しかし、手相は専門的な知識がないと判断出来ませんが、人相については、「こういう顔つきの人はこういう性格だ」という常識的判断の延長のようにも思われます。

● **血液型**

　血液型占い（血液型性格判断）は最も科学的だと信じられている占いです。血液型は遺伝子で決まる性質ですし、全身を巡っている血液のタイプですから、性格に関係していてもおかしくないと思われるかも

しれません。しかし、血液型占いは実証的な研究によって何回も否定されており、心理学の研究者の間では完全に否定されています。また、そもそもわが国以外では全く知られていません。

それにしては、身の回りの人たちについては血液型占いが当たっているように見えるし、これほど世間に通用しているのはなぜなのかと不思議に思われるかもしれません。確かに、わが国においては、「Ａ型はまじめで素直、Ｂ型は芸術家タイプ」などと、なかば常識のように通用していて、新入社員の採用基準にしている会社さえあると言います。

しかしこれは、「予言の自己成就」と呼ばれる現象で、「そのように信じている人が多ければ、それが本当のようになる」ということなのです。つまり、「私はＡ型だからまじめなのだ」とか「私はＢ型だから感情的なのだ」と思い込んでいる人が多いと、実際に血液型と性格にそういう対応関係があるように見えてしまうのです。

本当はそういう性格でなくても、もともと自分の性格に自信がない人は、「あなたの性格はこうです」と言われると、そのように思い込んで、それに合わせて行動してしまうのです。もちろんこの「予言の自己成就」は血液型占いに限ったことではなく、星座占いなどにも起こっていることです。ただ、血液型占いは一見科学的なので、現代の日本人に受け入れられやすいのです。

● 学者か霊能者か

以上のような、生まれた年月日や身体的特徴で自分の運命が決まっているというタイプの占いは、いわば学問的な占いです。こういう占いの専門家は、科学者ではないにしても、ある種の学問を修めた専門家であって、素人はその専門家に相談すれば、あらかじめ決まってい

る自分の運命について確かめることが出来るからです。

それに対して、占い師が学者ではなく、霊能者であるというタイプの占いもあります。

● タロット・水晶

タロット占いはヨーロッパで中世から行われている占いで、タロットカードと呼ばれる独特

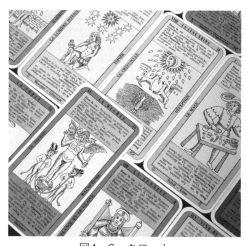

図4-6　タロット
タロットの原義は「卜占」。元は一冊の本であったという。写真中央は"悪魔"、特別なカードである。

のカードを使って行います（図4-6）。タロットカード（大アルカナ／注1）にはそれぞれ決まった絵（寓意画／注2）が描いてあり、裏返した数枚のカードを決まった配置に並べて、一枚ずつ表に返していきながら、どの絵がどの配置に来るかということで占います。カードを持っていれば自分でも出来るのですが、占い師にやってもらう方がよく当たると考えられています。

水晶占いは、占い師が依頼者から受けた質問を繰り返し呟きながら、水晶玉を覗き込んでいると、水晶玉の中に質問の答が映るというものです。これは、水晶玉の中で光が屈折することで複雑な形が見えることを利用して、なんらかの視覚像（錯視・幻視）を得ることで、質問への答を見付け出そうとするものだと考えられます。

現代の心理学の概念では、不定形なものを見て、意味のある形を見出す現象を「パレイドリア」と言います。水晶占いに限らず、池の水

の中に映る像や燃え盛る炎の中に見える像に答を見出そうとする占いは、みなパレイドリアに基づくものと考えられます。こういう占いを専門に行う占い師は、特別にパレイドリアを起こしやすい素質のある人だろうと考えられます。

● 運命論

　どの占いにも共通しているのは、「自分の意志ではなく、自分以外の何かによって自分の性格や人生が決まっている」という運命論です。この「自分以外の何か」が生まれた年月日か身体的特徴か、あるいはその日の神様の機嫌かという違いがあるだけで、自分の意志によって決まるのではないということは同じなのです。

　昔の女性は大人になるとよその家に嫁に出され、そこで子どもを産んで育てることが人生の大部分でしたから、自分がどんな男性と結婚し、どんな家に嫁ぐのかということが最大の問題でしたし、しかもほとんどの場合、それは自分の意志では決められませんでした。ですから、それをあらかじめ知りたいと思って占いに頼るのは当然だったでしょう。

　しかし、現代の女の子たちは、男の子と同じように自分の生き方を選ぶ自由が与えられています。自分の努力によってレベルの高い学校や自分のやりたい仕事の専門教育施設に入ることが出来、自分の人生を切り開いていくことが出来ます。結婚相手も自由に選べますし、昔のように早く結婚することを強要されることもなくなっています。自分の意志で生きていくことの出来なかった昔の女性たちとは全く違う境遇なのです。

　それにもかかわらず、現代の女の子たちが占いを好むのはどうしてなのでしょうか。

● 憑依と女性

　それはおそらく、占い師に頼るのも女性が多いですが、占い師になるのも圧倒的に女性が多いという事実と関係しています。男性よりも女性の方が直感力に優れているということは広く認められています。星座占いや陰陽五行説（第1章Q1参照）から生まれた四柱推命のような占いは直感力を必要としませんから、占い師は必ずしも女性である必要はないでしょうが、それに対して、タロット占いや水晶占いのような直感的な占いについては、女性であることが有利なのだと考えられます。

　これは、女性が男性に比べて、自分の中に自分の意志の主体を見付けることが難しいことと裏腹に、自分の中に自分以外の主体を見付けるということが出来やすいからだと考えることが出来ます。昔からどの文化でも神などの霊的存在が憑依（ひょうい）してその言葉を伝える役目（巫女）は女性がしていました。この憑依という現象の現代版が多重人格だと考えられますが、その多重人格もやはり圧倒的に女性が多いのです（第3章Q8参照）。

　現代でも、沖縄や奄美諸島には「拝み屋さん」と呼ばれる霊的な作業を専門にしている人たち、先述のユタ（本章Q2参照）がいますが、ユタなれるのは女性だけです。また、女性がこの職業者になる決心をするきっかけは、たいてい原因不明の病気に悩まされることだと言います（島では「巫病（ふびょう）」と言う）。こういう病気は、精神医学的に見れば、なんらかの精神的葛藤の身体化だと考えられ、別の言い方をすればヒステリーですから、やはり女性の特性だと考えられるのです（第3章Q1、Q2、Q6参照）。

　女性の持っているこのような特性は、自分の性格や人生について自分で責任を持つことが正しいとされる現代社会とは相性がよくありま

せん。だからこそ、そのように自己決断を要求される生活からの束の間の逃避として、思春期の女の子たちは、占いに熱中するなどの形で霊的次元に触れているということなのでしょう。

　思春期の女の子が占いに凝っている場合、あまりにのめり込んで、やたらに日取りや色などに拘るのは問題ですが、ある程度までは、精神のバランスを取るためにやっていることだと思って、見逃してあげて下さい。

注1　大アルカナ　タロットのカードは、大アルカナ22枚と小アルカナ56枚で一組のセットだが、占いには大アルカナ22枚を多く用いる。「愚者」から始まり、「世界」までの順番がある。
注2　寓意画　たとえば「愚者」は「犬を連れた旅人」、「魔術師」は手品師として描かれる。「審判」は、ラッパを吹く天上の天使の下に「三人の裸の人物」がいる。一人は棺に入っている。「悪魔」は黒魔術を意味するというが、「救世主」ともいう。悪魔は表裏二面を持つトリックスターである。

コラム　少女・卑弥呼

　3世紀の中国の歴史書『魏志倭人伝』に、当時「倭国」と呼ばれていたわが国の初期の様子が記述されていて、そこには「『邪馬台国』に住む『卑弥呼』という名の女王が倭国を治めていた」と書かれていることはよく知られています。「卑弥呼は『鬼道』を使って人々を惑わせた」と書かれていますが、「鬼道」というのは神の意志を聞き取る占いのことだと言われています。つまり、卑弥呼は占い師あるいは巫女（シャーマン）で、占いの力によって国を治めていたということでしょう。

卑弥呼の生年は知られていませんが、189年頃に即位してから247年頃に亡くなるまで約60年間も在位していたようですから、即位時には10代だった可能性が高いのです。そして、彼女は一生独身で、多くの女性に仕えられて生活し、弟とともに倭国を統治していたということから、おそらく彼女は神の意志を伝える巫女の役割に徹していて、精神的には少女のままだったものと想像出来ます。

　卑弥呼が即位するまでは、わが国は「倭国大乱」と呼ばれる内乱状態でした。そして長く在位した卑弥呼が死ぬと、男の王が即位したのですが、倭国の人々はそれを認めず、また内乱になってしまいました。そこで、卑弥呼の血族である13歳の少女「臺與（台与）」を王位に就けたところ、最終的に国が治まったとされています。

　ということは、この2世紀末から3世紀半ばの時期のわが国は、思春期の女の子の霊力によって治められていたと言えそうなのです。

第4章　思春期と不思議な現象——現実に対する戦い

娘の学校で「こっくりさん」が流行っているようです。これは心霊現象なのでしょうか。

集団催眠

こっくりさんは、どこからともなく降りてきて、子どもたちの質問に答えてくれます。心霊現象のように見えますが、一種の集団催眠で、霊を信じている子どもたちの間で成立します。ただ、深入りは危険です。

● 狐憑き

「こっくりさん」という遊びがあります。遊びと言っても普通の遊びではなく、ちょっと恐い遊びで、思春期の子どもたちが、数人の仲間で、放課後に残って秘密で行うことが多いものです。なぜ恐いかというと、それは霊的存在を呼び出す儀式で、一種の魔術（図4-7）だからです。「こっくりさん」とは霊的存在の名前であり、それを呼び出して、いろいろなことを教えてもらおうということなのです。

「こっくりさん」については、私が小学生だった1970年代にブームがありましたが、その頃のやり方は次のようなものでした（図4-8、左）。

「鳥居、はい、いいえ、五十音表、0～9の数字」を書いた紙の上に、十円硬貨を置きます。

その硬貨の上に参加者全員が人差し指を載せます。

参加者全員が眼を閉じて、「こっくりさん、こっくりさん、おいで下さい」と呼びかけます。

硬貨が動き出したら、こっくりさんが来たものと見なします。

参加者が質問をすると、硬貨が「はい、いいえ」のどちらか、ある

249

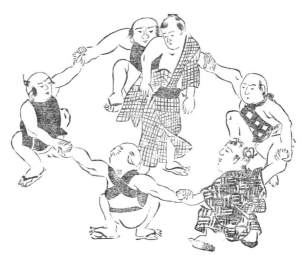

図4−7 かごめ・かごめ（籠目・籠目）
「後の正面だあれ？」と言って、目隠しした状態で自分の背後にいる人を当てる「かごめ・かごめ」という遊びも占いの一種。図は、鬼ごっこの要素も持つ「かごめ・かごめ」の古型。「花いちもんめ」にも暗喩が潜んでいる。"遊び"は魔術。それ故「呪語」が称えられた。『守貞漫稿』、嘉永6年（1853）より。

いは五十音表の文字の上に移動して、質問に答えてくれます。

　この「こっくりさん」には、「キューピットさん」とか「エンジェルさん」とか呼ばれる変形もあり、少しずつやり方が違いますが、基本は同じです。
　近年ではより簡略化されて、図4−8、右側のような形になっているようです。

　「はい」と「いいえ」を二つずつ、直角に交わる方向に書いた紙の上に、2本の鉛筆を、「はい」と「いいえ」の間で直角に交わる形で、重ねて載せます。

第4章　思春期と不思議な現象——現実に対する戦い

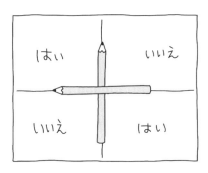

図4-8　こっくりさん
左は、旧バージョンのこっくりさん。紙の上に乗せた十円玉が動く。右は、新バージョンのこっくりさん。上の鉛筆が勝手に回り出す。

　そして参加者全員で「こっくりさん、こっくりさん、おいで下さい」と呼びかけ、重ねた2本のうちの上の鉛筆が回り出したら、こっくりさんが来たものと見なします。
　参加者が質問をすると、上の鉛筆が回転して止まり、「はい」または「いいえ」という答えを指し示します。

　いずれの方法でも、「こっくりさん」を呼び出して、いろいろ質問に答えてもらったら、丁重にお礼を言って、お帰りいただかなくてはならないとされています。もしぞんざいな口を聞いたりして、「こっくりさん」を怒らせると、「こっくりさん」が帰ってくれなくなり、大変なことになると言われています。
　その大変なこととというのは、参加者の誰かに「こっくりさん」が取り憑いてしまうことです。「こっくりさん」に取り憑かれた子どもは狐憑きになり、「コーン」と鳴いて飛び回ったりし、精神病になってしまうと言われています。
　実際、ブームの頃には、「こっくりさん」をしたことで具合が悪

なる子どもが続出したため、「こっくりさん」を禁止した学校もありました。

● 「こっくりさん」と集団催眠
　「こっくりさん」は「孤狗狸」と書かれることもあり、なんとなく日本古来の霊的存在だろうと思っている人も多いでしょうが、実はその歴史はそれほど古くありません。その正体は、明治時代に西洋から入ってきた「ウィジャボード」の日本語版なのです。そして「ウィジャボード」とは、フォックス姉妹による「ハイズヴィル事件」（本章Ｑ２参照）から始まった交霊会（霊を呼び出して交信する会）を小型化したもので、どこででも出来るようにした遊び道具です。
　このような歴史からして、「ウィジャボード」も「こっくりさん」も真の心霊現象とは考えにくいのですが、それでは、もし心霊現象でないとすれば、十円玉や鉛筆が自然に動き出していろいろな質問に答えるということは、どのように説明されるのでしょうか。
　それは、「集団催眠状態」、即ち参加者の意識の変容だと考えられます。
　「こっくりさん」という霊的存在がいると信じる数人の女の子たちが密かに集まり、一つの硬貨の上に指を集めて、声を揃えて「こっくりさん、こっくりさん、おいで下さい」と称え、互いにその気持ちを高め合うことによって、参加者全員の意識が変容します。そうすると、参加者たちのこころの中にあることが無意識の状態で表現され、それが女の子たち自身には「霊的存在が語っている」と受け取られるのです。
　占い師の素質を持った人なら、容易に自分の中に他人を作り出して、その他人に尋ねることが出来るので、一人でも「こっくりさん」が出

来るはずです（本章Q6参照）。これは、心理学的に言えば「自己暗示」による「憑依」です。しかし、一般的には思春期の女の子が一人でそのような状態になることは難しいので、数人の集団で「こっくりさん」のような儀式を行うことによって「集団催眠状態」となって、そこで初めて憑依が起こるのです。

● 恋の興奮

　ところで、思春期の子どもたちが「こっくりさん」に尋ねる質問の内容は、たいてい「A君が好きなのはBさんですか？」というような、クラスメート間の恋愛に関することです。女の子たちがそういう質問に真剣になるのは、そのA君という男の子が女の子たちの間で人気があって、彼の「本命」が誰なのかということが、女の子たちにとって強い興味の対象だからです。

　参加者全員が秘かに「A君の本命は実は私ではないか」と期待し、ドキドキしながら待っていると、突然十円玉が動き出し、その答を指し示します。その答がどうであったにせよ、参加者全員が異様に興奮して「キャー！」と騒ぐ結果になるのです。

　さて、この興奮は何の興奮でしょうか。それは霊的存在に対する恐れからの興奮というより、やはり恋愛の話題による興奮でしょう。つまり、思春期の女の子たちにとっては、恐しいはずの霊的存在も恋の話のための道具に過ぎないのです。そういう意味では、女の子たちの指を動かしている「こっくりさん」とは、思春期の身体を突き動かす性的衝動の具現化だとも言えるでしょう。

子どもが「自分には神から与えられた使命がある」と言って、親の言うことを聞かずにボランティアなどをしています。どう向き合えばいいですか。

特別な使命感

A 「神から与えられた使命」を信じ活動する子どもが、周りを巻き込まない場合、またその行動がエスカレートしない限りは様子を見ます。ただ精神疾患の場合もあるので、病院に行くことも考えます。

● 神から与えられた使命

　思春期の子どもは、「神から与えられた使命がある」ということに憧れます。神という絶対に正しいものから使命を与えられて、迷いなく自分の力を最大限に発揮するという立場が理想的だと思われるのでしょう。

　現実の世界では、正しいのかどうか確信が持てない命令に従って、やりたくもないのにやらなければならないことがたくさんあります。そういう現実を生きている大人から見ると、「神から与えられた絶対に正しい使命」というのは幼稚な考えなのですが、これから社会に出ていかなければならない思春期の子どもたちにとっては希望が反映されているように思われます。

　思春期の子どもたちが好んで見るアニメや漫画の作品でも、主人公が神のような絶対的存在から使命を与えられて活躍するという設定が多くあります。そういうアニメ・漫画作品でよく描かれている、鎧を着て勇ましく戦う少女のイメージの源泉と考えられるのは、ジャンヌ・

ダルク（Jeanne d'Arc）です。

● 神の声を聞いた少女

ジャンヌ・ダルク（1412～1431）は、15世紀、イングランドとの百年戦争で包囲されていたフランス北部のオルレアンに颯爽と現われ、重要な戦闘で勝利し、救国の天使として崇められました。当時17歳の少女でした（図4－9）。

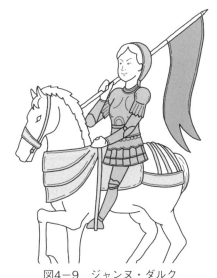

図4－9　ジャンヌ・ダルク
神の使命を受けたオルレアンの少女は、勇ましく戦いの地に赴く。

ジャンヌが12歳の時、外を歩いていたら、大天使ミカエルと二人の聖女が現われ、「イングランド軍を駆逐して、王太子シャルルをフランス北部のランスに連れて行き、王位に就かせよ」という声が聞こえました。それを「神から与えられた使命」即ち啓示だと考えた彼女は、なんとか前線での戦いに加えてもらおうと、伝手を辿って領主たちに頼んでいました。

彼女が聞いた「神の声」はなかなか信用されなかったのですが、彼女が17歳の時に、ある戦いの結果を予言したことで人々の信用を得て、王太子シャルルとの面会を許されました。王太子に信用され、イングランドとの戦闘に参加することを許されたジャンヌは、「神の声を聞いた少女」として兵士たちの士気を高め、いくつかの戦闘を勝利に導きました。そしてついに、王太子シャルルをランスに連れて行って、戴冠させることに成功したのでした。

しかし、その後、イングランドと組んでいたブルゴーニュ公国に囚

えられ、異端審問に掛けられて魔女と決めつけられ、火刑に処されて19歳で亡くなりました。処刑の25年後にカトリック教会から復権されて殉教者と認められ、さらに500年後の20世紀になってから聖女に認定されています。

● **てんかん性精神病**

　神の声を聞き、自分の使命に目覚めたと信じ続けたジャンヌ・ダルクについては、なんらかの精神疾患だったのではないかと考える研究者たちがいます。そういう説の一つに、てんかんによる精神病（てんかん性精神病）だったという説があります。てんかん発作によって幻覚が起こる場合、神秘的・宗教的な色彩を持つことが珍しくないからです。ただし、ジャンヌが痙攣発作を起こしたという記録はなく、本当にてんかんだったと断定する根拠はありません。

● **神から遣わされた天使**

　わが国でも、江戸時代の初期に、幕府によるキリスト教徒への弾圧に反発して九州で起こった反乱である島原の乱において、天草四郎という15歳ほどの少年が総大将として活躍しました。天草四郎には、海面の上を歩いたとか、盲目の少女に触れると少女はたちまち視力を取り戻したなどの伝説がありますが、これらの話は、おそらくイエス・キリストが起こした奇跡についての聖書の記述が基になった創作だと考えられています。

　いずれにせよ、ジャンヌ・ダルクや天草四郎を旗頭にして戦った人たちは、ジャンヌや四郎を本当に神から遣わされた天使だと信じ、自分たちの戦いが絶対的に正しいと信じて戦い、死んでいきました。しかし、当然のことながら、カトリックの信者以外にとっては、ジャン

ヌや四郎たちの戦いが「神から与えられた使命」による戦いだったとは認められません。

カトリック信者でなかった人が戦闘に巻き込まれて亡くなることもあったでしょうし、そういう人たちにとっては迷惑以外の何物でもなかったはずです。

たとえば、現代の「イスラム国」に「救国の天使」と崇められる少年か少女が現われて、やっと収まるかと思われた戦乱が再び拡大するということを想像してみればよいでしょう。その少年か少女がどんなに純粋な人であっても、戦乱に巻き込まれる人々にとっては、いない方が良かったということになるはずです。

● 思春期の子どもの正義感

そう考えると、「神から与えられた使命」というのはとても自分勝手なものです。本人にとっては絶対的に正しいことであっても、周囲の人たちにとっては明らかに間違っていることも多いのです。それでも、思春期の子どもたちには、そういう考えに魅かれてしまう理由があります。

思春期は、大人に守られている子どもの立場から脱して、社会の一人前の構成メンバーになるために、社会の中での自分の役割を探し始める時期です。そのため、急激に社会に対する視野が開けてきて、社会の中にある矛盾や不正にも気付き始めます。しかし、本人にはまだ知識も経験も少ないため、それらの矛盾や不正に対してどういう態度を取ればよいのかわからず、正義感の強い子どもほどフラストレーションを溜めてゆきます。

そして、そのフラストレーションを一気に解決する方法を与えてくれるものこそが「神から与えられた使命」なのです。「神から与えら

れた使命」に目覚めたと信じた子どもは、その「使命」の通りにすれば絶対に間違いないと考えて、脇目もふらずに行動します。迷うことなく、自分のエネルギーのすべてをそこに注入することが出来るので、とてもやりがいがあり、楽しいのです。

　子どもが「神から与えられた使命」に目覚めた理由が、誰かから特定の宗教の勧誘を受けて、感化されたというのであれば、それほど問題はないでしょう。思春期に信仰に触れることは、短期的には学校の勉強を熱心にしなくなるなどの問題があるかもしれませんが、長期的には視野を広げる教育的効果があります。ただし、若者を洗脳して虜にしてしまう悪質な宗教団体（カルト）もありますから、子どもが感化されているのがどんな宗教なのかは確認する必要があります。

● **目覚めた理由**
　一方、ジャンヌ・ダルクについて述べましたように、「神から与えられた使命」に目覚めた理由が精神疾患の症状（妄想）である可能性もあります。統合失調症やてんかん性精神病で、「神のお告げ」を聞いたと思い込む幻覚・妄想症状が出ることがあるのです。

　こういう妄想は自然に収まる場合もありますが、エスカレートして、「自分は神の子イエスの生まれ変わりである」などと言い出して、騒ぎを起こしてしまう場合もあります。また、家族や友人が「おまえの言っていることはおかしいから、病院に行った方がいいよ」などと助言しても、本人としては自分だけが真理に目覚めていて、他の人は目覚めていないのだと思い込んでいる訳ですから、絶対に自分から受診したりはしません。したがって、強制的に治療する必要が出て来ますが、その方法については、精神保健センターに相談して下さい。

第4章　思春期と不思議な現象——現実に対する戦い

 どうして、思春期の子どもは「終末論」が好きなのですか。

終末論

 思春期の子どもは、周囲から一人立ちしようとしながら、まだ安定しないために、どうにかなってしまいそうな内面を、外の世界に投影して「世界が終わりそう」と感じるのです。

● 世界の終わり

　「SEKAI NO OWARI（世界の終わり）」という名前のバンドがあり、デビュー当時は特に中学生に人気がありました。また主に十代の子どもたちが見るＳＦアニメでは、1970年代に放送された「宇宙戦艦ヤマト」から始まって、滅亡しかかっている世界が舞台になっている話が多くあります。思春期の子どもたちは「世界がもうすぐ終わる」という、いわゆる「終末論」が好きなのです。

　そもそも終末論とはどこから来た思想なのでしょうか。それは、主にキリスト教だと言われています。新約聖書の「ヨハネの黙示録」には、遠くない将来、天変地異と大戦争によって世界の終末が訪れ、その後に正しい信仰を持った者だけが神の国に移住出来ると書いてあります。要するに、キリスト教を信じる人だけが救われ、他の人は救われないという勝手な思想なのですが、キリスト教徒が多い欧米人によって広められ、「黙示録的世界観」とか「ハルマゲドン（最終戦争が起こる場所の名前）」と呼ばれています。

　歴史上では、10世紀のヨーロッパで、もうすぐ来る西暦1000年に世界の終末が訪れるものと多くの人が信じ、救われたいがためにひたす

259

ら神に祈りを捧げ、また、大変な危険を冒してエルサレムへの巡礼に旅立つということがありました。

その思想が西暦2000年を前にした20世紀後半に再び甦ったのですが、今回は純粋にキリスト教的な思想運動ではありませんでした。16世紀のフランスにいた医師で予言者のノストラダムス（図4－10／注1）が残した予言（詩集の形になっている）の中に、「1999年7の月、空から恐怖の大王が降ってくる」というものがあり、これが1999年7月に核戦争が起きるか大きな隕石が落ちてくるかして、世界に破滅が訪れるという意味だと言われて騒がれたのです。

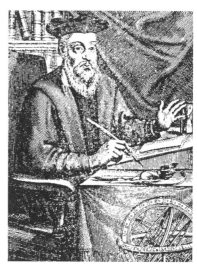

図4－10　ノストラダムス
1691年頃出版された『予言集』の口絵。以後、この絵はたびたび解説書などにも用いられた。

この「ノストラダムスの大予言」は、欧米諸国でもある程度知られていたようですが、特にわが国では、1973年にあるジャーナリストの書いた本を通して大きなブームとなりました。当時は米ソの冷戦の最中で、核戦争の不安がありましたし、わが国では公害問題が深刻で、環境汚染によって人類が滅びるのではないかと真剣に憂慮されていたことも、この予言に真実味を与えていました。

何を隠そう、私自身が1980年代に思春期を過ごし、その間ずっと「ノストラダムスの大予言」に基づいた終末論に曝され、影響されていたのです。私の同世代には、「どうせ世界は1999年に終わるのだから、

勉強しても意味はない」と考えて遊んでいた人もいましたし、一方では「神様に選ばれて21世紀まで生き延びたい」と考えて信仰生活に入る人もいました。そして最悪のケースとしては、「ハルマゲドン」で脅迫して信者を集めていたオウム真理教に入信し、地下鉄サリン事件に関与してしまった人もいたのです。

しかし、ご存じの通り、1999年には大きな事件も天災も起こらず、無事に21世紀が訪れました。それでも、そういった時代背景には関係なく、何年生まれであろうとも、思春期には「世界の終わり」がリアリティーをもって迫ってくるようです。それでは、どうして思春期のこころには終末論がぴったり来るのでしょうか。

● 14歳の世界観

それは、思春期の子どものこころが、極度に自己中心的であるとともに、とても不安定で動揺しやすいからだと考えられます。思春期以前の幼い子どもも自己中心的ですが、周囲の大人に依存して生きているので、周りの世界のことは信頼しており、その結果として世界観は安定しています。

ところが、思春期になると、周囲の大人を頼りにすることが出来なくなり、いつも周りの目を意識して緊張しながら一人で生きていこうとしています。しかし、まだ慣れていないことが多いため、ちょっとしたことで動揺し、どうしてよいかわからなくなって、「この世の終わり」が来たかのような感じになってしまうのです。つまり、周りの世界から独立して一人立ちしようとしながら、まだ安定していないために、自分がどうにかなってしまいそうな状態を、主観的には世界全体がどうにかなってしまいそうだと感じる訳です。

1995年に放送された「新世紀エヴァンゲリオン」というアニメ作品

261

の影響下に、小説・アニメ・ゲームの物語に「セカイ系」と呼ばれる傾向が現われました。それは、主人公の内面描写や、男性主人公とその彼女の関係の成り行きが、そのまま世界全体の危機に対応するという極端に自己中心的な世界観によって成り立っているもので、これは思春期の心性に対応した表現だと考えられます。

　普通、14歳頃にこの終末論的世界観がピークに達して、その後は、本人の内面が整理されてくるのに対応して、少しずつ世界観が安定し、18歳頃には落ち着きます。しかし、それがいつまでも安定しない場合は、精神疾患の可能性が出てきます。

　統合失調症の初期には、周囲の世界がすっかり変わってしまったように感じる症状があります。その変わり方は人によって違うようですが、どちらかと言うと良い方向ではなく、悪い方向に変わったように感じられることが多く、中でも、「世界が完全にダメな状態になってしまい、もうどうしようもない」と絶望的に感じられる場合を「世界没落体験」と呼んでいます。

　この症状もやはり、本人の「内面の変化」が「周囲の世界の変化」として感じられているもので、この段階では、正常な思春期の終末論的世界観との区別は難しいのですが、幻聴などの他の症状と同時に出現した場合には、統合失調症を強く疑って、精神科を受診させて下さい。

注1　ノストラダムス（1503〜1566）
　　本名、ミシェル・ド・ノートルダム。ユダヤ人の商人の子として南仏に生まれた。後、キリスト教に改宗、医学を修め、ペストが猛威を振るった際、身をなげ打って治療に当たり、住民から聖者と崇められた。医術と占星術で生計を立てていたが、『ミシェル・ノストラダムス師の予言集』で一躍占星術師・予言者として有名になった。彼の予言には巧妙な細工があったという。この"手口"はナチスドイツの宣伝相ゲッペルスに利用された。

終章

私はなぜ
このような
本を書いたか

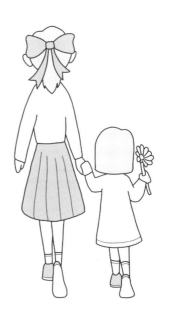

● てんかんと思春期心性

　最後に、この本を書くことになった私の個人的な事情について述べさせていただきたいと思います。

　私は医学部卒業後、すぐに精神科医になり、ずっと精神科の臨床に携わって来ましたが、思春期の精神疾患を専門にしていた訳ではありません。私は精神科医としてのキャリアの初期に数年間てんかん専門施設（国立療養所静岡東病院、現・静岡てんかん・神経医療センター）に勤務し、その後も精神科の中でてんかんを専門として来ました。

　てんかんは歴史的に精神科医が診療して来た疾患ではありますが、現在ではそのメカニズムの解明が進んだ結果、精神疾患ではなく神経疾患（脳疾患）として扱われることが多くなっています。その結果、てんかんは主に神経内科で診療されることになり、精神科医はてんかんを診なくなって来ました。現在では、てんかん患者を積極的に診る精神科医はかなり少数になっています。

　ところで、てんかんは幼小児期に発症することが多いので、患者さんを最初に診療するのは小児科医である場合が多いです。しかし、患者さんはいずれ大人になるので、小児科医は大人を診る他科の医師に引き継ごうとします。昔は、てんかん患者は小児科から精神科に引き継がれるのが普通でしたが、現在ではてんかんを診る精神科医が少なくなっていますから、神経内科医や脳外科医に紹介されることが多くなっています。

　ところが、小児科医から精神科医に引き継いでほしいと思う患者さんも実は少なくないのです。というのは、てんかん患者さんの中には、てんかん発作だけではなく、精神科的な問題も持っている人がかなりいるからです。

　一つには、てんかんという病気が、発作がいつ起こるかわからない

という不安を生じやすく、また発作によって解雇されたり、病名によって差別されたりすることによって抑うつを生じやすいということ、即ち、てんかんであることによる二次的な精神科的問題があります。

　もう一つは、生まれつきてんかんという脳の病気を持っている人は、知的障害や発達障害も併せ持っていることが多いということがあります。そして、知的障害や発達障害があるために、学校や社会で不適応となって、引きこもりや不安障害になってしまうことも珍しくありません。これは、てんかんとは別の精神科的問題を合併しているということです。

　神経内科医や脳外科医は一般に、これらの精神科的問題を自分で診ようとすることはなく、精神科医に紹介しようとします。すると、患者さんは神経内科または脳外科と精神科の両方に通院しなくてはならなくなり、とても大変になります。患者さんの立場からすれば、一つの医療施設ですべて診てもらいたいのです。ですから、てんかんを診る医者が精神科的問題を診る精神科医であれば一番都合が良い訳です。

　その結果、私のようなてんかんを専門とする精神科医に紹介されて来るてんかん患者さんは、てんかん発作以外になにかしら精神的な問題を持った患者さんばかりになるのです。ですから、てんかん専門と言いながら、実際には、むしろ他の精神科的問題を扱わなければならないことが多いのです。

　その中でも、特に難しいのがヒステリーの問題です。ヒステリーは近年では解離性障害という名前で呼ばれて、再び注目されていますが、統合失調症やうつ病のような特効薬がないこともあって、現代の精神科医たちは一般に苦手としています。しかし、てんかん患者にヒステリーが合併することは昔から多いので、てんかんを専門とする精神科医は、どうしてもヒステリーを扱わなくてはなりません。それどころ

か、そういう患者さんがとても多いので、自分の専門がヒステリーであるように思えて来るほどなのです。

てんかん患者がヒステリー症状を持っている場合は、たいていてんかん発作の症状と関係しています。即ち、一つには、てんかん発作が起こることが恐いという不安が強過ぎるために、ヒステリー発作を起こしてしまう場合があります。それに対して、逆にてんかん発作が起こってほしいという意識的あるいは無意識的な願望からヒステリー発作を起こす場合があります。なぜてんかん発作が起こってほしいかと言うと、幼い頃にてんかん発作を起こすと、親など周りの人たちが優しくなることを繰り返し経験して来ているため、自分にとってストレスの強い状況になって来ると、発作が出ることによってその状況が変わればよいと望んでしまうのです。

無意識的願望によるヒステリー発作はとても治療が難しいものです。てんかん患者でない人のヒステリー発作なら、医師が家族に「その発作はこころの問題による症状で、放置しても全く問題ありません」と指導し、発作を起こした患者に対して家族が構わなくなると、「疾病利得」のなくなった患者は、だんだん発作を起こさなくなります。ところが、てんかん患者の場合は、本物のてんかん発作もある訳ですから、家族がそこまで冷たい態度を取ることが出来ず、中途半端に心配し続けますので、いつまでもヒステリー発作が収まらないのです。

そして、てんかん患者にヒステリー発作が出現し始めるのは思春期であることが多いのです。幼児期に発症したてんかんが小学生時代には収まっていたのに中学生になって再発したと言って小児科医を再受診したところ、小児科医が「これは本物のてんかん発作ではなく、心因性発作だ」と言って精神科医に紹介するのが典型的なパターンです。

そうやって紹介されて来る患者さんたちを診療しているうちに、私

の中に序章で述べた「ヒステリーとは、ないものを無理やりあることにしようとする努力だ」という考えが出来て来ました。そして、ヒステリーは、やはり思春期に出現して来る性的衝動と深い関係があるように思われました。思春期の患者たちがヒステリー発作を起こすのは、一見乳幼児期への退行のように見えても、実際は、彼らの身体の内側から突き上げてくる性的衝動を制御出来ないということだろうと思われたのです。

それで、私はこのような考えをこの本で公にしようとした訳です。

● 私自身の思春期について

しかし、もちろん、思春期のさまざまな問題をてんかんとヒステリーだけで論じ尽くすことは出来ません。そこで、私はちょうど思春期に当たっている自分の娘を観察するとともに、遠く過ぎ去った私自身の思春期のことを思い出そうと努めました。

私は高校卒業後、医学部に進学し医師になりましたが、中高生時代はいろいろ気の多い子どもでした。受験科目の中でも歴史や倫理（哲学）などの人文系の科目が好きでしたし、文学や美術や音楽などの芸術的表現にも強く魅かれて、いろいろ試みていました。

そういう個人的な資質とともに、当時の時代背景にも影響を受けたと思います。私が中高生だった1970年代後半から80年代前半というのは、国際政治上は米ソの冷戦が終結に向かっていた時代で、わが国は技術立国によって経済的に勃興し、「ジャパン・アズ・ナンバーワン」などと言われて、国民的な自信を増大させていった時代でした。この時代の中高生は、受験競争に追い立てられながらも、急激に発展した子ども文化に浴して、客観的には贅沢な思春期を送ったと思います。

しかし、客観的にはそういう明るい時代でも、主観的には全く違い

ました。私が通っていたのは授業進度が速い進学校の男子校で、生徒としての生活にストレスが多かったため、特に中学時代は暗い気分に支配されていることが多かったのです。

そこに、1973年に出版された『ノストラダムスの大予言』に始まった終末論ブームが入って来ました。それは「天変地異、世界戦争、環境汚染による食糧不足などのため、遠からず人類は滅亡する。神様や宇宙人に救ってもらわなければ、人類に未来はない」という絶望的な世界観でした。

思春期は、そもそも周りの世界への違和感が生じやすい時期ですので、「この世界は間違っていて、根本的に変わらない限り、もうすぐ終わるのだ」という終末論の世界観には、かえって馴染みやすいのです。そのため、私だけでなく、同世代の子どもや若者の多くが、この終末論の世界観に染まってしまい、そのために道を誤った人も少なくなかったのです。

しかし、後から冷静に考えると、思春期に終末論ブームがあったおかげで、悪かったことだけでなく、良かったこともありました。世界戦争や環境汚染で世界が滅びると脅されたからこそ、学校の授業科目には含まれていない国際政治・軍事の問題や環境問題などに興味を持ち、勉強するモチベーションが出来ました。思春期は良くも悪くも好奇心が旺盛な時期ですので、楽しいことだけでなく、嫌なことや不安なことも、勉強のモチベーションになる訳です。

私自身は、思春期に心霊現象や超能力について強い興味を持ち、それが本当のことなのか知りたいと思っていろいろと勉強したことで、心理学や物理学について目を開かれました。大学入学後には、その延長でオカルト現象を研究するサークルで活動するとともに、「科学とは何か」を問題にする科学哲学に興味を持つことになりました。そし

て、卒業時に専門として精神科を選んだことについても、やはりこのような興味が大きな要因になっていたと思います。

　このような思春期を送りましたので、思春期のこころの問題と終末論やオカルト現象を結び付けることは、私にとっては自然なことだったのです。読者のみなさんのご理解が得られることを願います。

　やってみて初めてわかったのですが、思春期について書くということは、自分の人間観・人生観を書くことなのでした。私はこの本を書くことで、自分の人生を振り返り、一つの区切りを付けることが出来ました。

　「思春期なんて専門じゃないから」と渋っていた私を口説いて、このような機会を与えて下さった編集の西川照子さんに深く感謝いたします。この本の図版とその解説などには、彼女の趣味も少なからず反映されています。また、文字ばかりの原稿に、一般読者にわかりやすく読んでいただくための「器」を作って下さったデザイナーの木野厚志氏にも感謝いたします。

　最後に、二人の娘にも感謝の気持ちを表わしたいと思います。
　本書の執筆中に14歳から15歳になった、まさに思春期真っ只中の長女・紋音には、日常生活の中で、思春期のこころと身体についてのさまざまな洞察をもたらしてくれたことに対して。
　また、4歳から5歳になった次女・茉文には、長女の幼い頃を思い出させて、現在の様子と対比することによって、考えを深めさせてくれたことに対して。
　この子たちがいなければ、私にはこのような本を書き上げることは難しかったと思います。

主要参考文献

元少年A『絶歌』太田出版、2015年：神戸連続児童殺傷事件の犯人で、当時14歳だった「元少年A」による手記。本人の事件に至る過程の心理と、少年院出所後の生活が、奇妙なほど文学的な筆致で描かれている。

スーザン・フォワード『毒になる親：一生苦しむ子供』玉置悟訳、講談社＋α文庫、2001年：一生子どもを苦しめ続ける「毒親」という概念を世の中に広げた本。

金澤治『知られざる万人の病　てんかん』南山堂、2006年：てんかんについての一般向け解説書。ジャンヌ・ダルクなど、てんかんだった可能性のある歴史上の有名人が紹介されている。

村中璃子『10万個の子宮：あの激しいけいれんは子宮頸がんワクチンの副反応なのか』平凡社、2018年：子宮頸がんワクチンの副作用で痙攣などの症状が出ると騒がれ、わが国の公衆衛生政策まで変えられてしまったことが、いかに根拠のない不合理な話かということが克明に記述されている。

水木しげる『猫楠』角川文庫ソフィア、1996年：南方熊楠の生涯を描いた漫画。奇人にして天才であった熊楠を、多くの資料に基づきながら、深い共感をもって描いた傑作。

五島勉『ノストラダムスの大予言』シリーズ、祥伝社、1973年～1998年：1970～1980年代の若者たちに世界の終末が近いと信じさせて人生観を変えさせ、オウム真理教事件にも影響を及ぼした、罪深い本。

雑誌『ムー』学研、1979年～：一般向けオカルト雑誌の中で例外的に長寿の雑誌。筆者が購読していた頃から40年近くもスタイルを変えていないことは驚異的。

高橋昌一郎：『反オカルト論』光文社新書、2016年：オカルト思想に対する徹底的な批判の書。ハイズヴィル事件から始まる近代スピリチュアリズムの歴史に触れている。また、「STAP細胞事件」の中心人物Oさんについても手厳しく批判している。

福井裕輝『ストーカー病：歪んだ妄想の暴走は止まらない』光文社、2014年：性犯罪加害者の治療を専門とする著者によるストーカーについての解説書だが、著者の自伝を兼ねている。119頁に解離性障害の患者に透視能力があるという記述がある。

アンリ・エレンベルガー『無意識の発見　力動精神医学発達史　上・下』木村敏・中井久夫訳、弘文堂、1980年：力動的（心理学的）精神医学の歴史を広く詳しく叙述した大著。これを読むと、初期の精神医学は透視能力やテレパシーなどの超能力の研究と区別がなかったことがわかる。特にピエール・ジャネを扱った第六章が興味深い。

深尾憲二朗『精神病理学の基本問題』日本評論社、2017年：筆者初の単著。本書との関係は薄いが、筆者の精神科医としての学問的スタンスがよくわかる。

■掲載図版関連書籍

前川道介『アブラカダブラ　奇術の世界史』白水社、1991年：著者はドイツロマン主義の研究者。『ドイツロマン派全集』（国書刊行会）の責任編集者として多くの幻想文学を世に送り出した。空想・幻想・魔法の世界に楽しく遊んだ人であった。

迷宮編集室『迷宮』白馬書房、1980年：執筆者の一人、1959年生まれの吉永進一は、京都大学の宗教学科に在学中、「悪名高き『ピラミッドの友』」の主幹となる。

ジョスリン・ゴドウィン『キルヒャーの世界図鑑　よみがえる普遍の夢』川島昭夫訳、工作社、1986年：訳者の専門は英国史。アタナシウス・キルヒャー（1602〜1680）は、以降の著者の博物学研究への導きとなった。

荒俣宏『絵のある本の歴史　BOOKS BEAUTIFUL』平凡社、1987年：「絵のある本」の絵とは、絵本の絵ではなく、本の挿絵である。本書は本の中に幽閉されていた挿絵を解放、その美を見せてくれる。

ルドルフ・シュタイナー、シュタイナー著作集『神智学　超感覚的世界の認識と人間の本質への導き』高橋巌訳、イザラ書房、1977年：序論でフィヒテ（1762〜1814）の『知識学』について語った著者は、次にゲーテの言葉を長々と引用する。彼は「肉体・魂・霊」の概念をゲーテから学んでいる。

イマヌエル・スエデンボルグ『天界と地獄』柳瀬芳意訳、静思社、1962年：ヘレン・ケラー（1880〜1968）はこの書を「霊界を支配する神の法則を明らかにし、天使と悪霊の関係を叙述し、また人間生活のあらゆる所に展開される天界の生命と奈落の生命を取り扱っている」と讃えている。

澁澤龍彦『エロティシズム』桃源社、1977年：本書で澁澤は何度も「エロス」を「子ども」を介して解釈する。そしてエロス的人間とは、子どもの精神を保ち続けているもの、と言う。

索　引

あ　行

アスペルガー症候群　119, 120, 145, 148
アニメ　21, 23-28, 129, 254, 259, 261
アポクリン汗腺　39, 40
家出　132-135
いじめ　121-126, 137, 138, 195
嘘　149-155
占い　240-247
エストロゲン　44, 48
演技性パーソナリティ障害　149, 154, 155, 169, 173
オーガズム　49, 50, 54
オカルト現象　5-7, 268, 269
オレキシン　214, 215

か　行

快感　49, 50, 52, 53, 57, 58, 123, 124, 153, 155, 187, 188
快楽　15, 16, 51
──殺人　56, 58, 59
解離症状　162, 237, 238
解離性障害　5, 198, 202, 215, 220, 221, 223, 225, 265
解離性同一性障害　5, 203, 205, 206
香川修徳　181
過換気発作　→過呼吸発作
過呼吸発作（過換気発作）　171-173
過食症（神経性大食症）　180, 185, 186
葛藤　4, 162, 163, 173, 196, 246
偽発作　161
境界性パーソナリティ障害（BPD）　198, 201

強迫神経症　→強迫性障害
強迫性格　192,
強迫性障害（強迫神経症）　4, 188, 189, 191-193
恐怖症性不安障害　88, 91
共有精神病性障害　→二人組精神病
拒食症（神経性食思不振症）　38, 180-186
起立性調節障害　195-197
痙攣発作　4, 227, 256
　全身──　160, 162, 166, 168, 178, 222, 227
欠格条項　171, 173
月経（生理）　38, 43-48, 60, 110, 111, 180, 183-185
幻覚　5, 47, 211, 213, 216, 221, 222, 225, 235, 236, 256
現実感喪失　237
抗うつ薬　173
抗てんかん薬　160, 161, 222
校内暴力　104
呼吸性アルカローシス　172, 173
コミックマーケット（コミケ）　27, 28

さ　行

詐病　167, 169
自慰　→マスターベーション
自意識過剰　42, 92-95, 139
子宮頸がんワクチン（HPVワクチン）　174-176, 178
自己臭妄想　39, 42
視床下部　116, 117, 214
自傷行為　198-202
自閉スペクトラム症　108, 109, 117, 119,

273

121, 122, 125, 148
シャイネス　　72, 73
若年周期精神病　　46, 47
社交恐怖　　91
ジャネ，P.　　225
シャルコー，J-M.　　168
ジャンヌ・ダルク　　254-256, 258
集団催眠　　249, 252
終末論　　259-262
シュタイナー，R.　　231
春機発動期　　10, 12, 60
自律神経　　94, 196
心因性非てんかん性発作（PNES）　　161
神経性食思不振症　　→拒食症
神経性食欲不振症　　181
神経性大食症　　→過食症
身体化　　4, 170, 194, 196, 197, 199, 205, 246
身体症状性障害（身体表現性障害）　　176
身体表現性障害　　→身体症状性障害
心的外傷（トラウマ）　　162, 163, 221
心的外傷後ストレス障害（PTSD）　　163
心霊主義（スピリチュアリズム）　　215, 217, 219, 220
睡眠　　128, 191, 211, 212, 214
睡眠麻痺　　210-213
スウェーデンボルグ，E.　　224
ストレス　　51, 52, 58, 171, 172, 195, 200, 202, 238, 266, 268
スピリチュアリズム　　→心霊主義
性教育　　17, 20
生殖可能年齢　　63, 111
精神刺激薬　　214, 215
性的アイデンティティ　　48
性的虐待　　162, 203, 206, 237
性的交渉　　31
性的志向　　29
性的衝動　　3, 4, 6, 253, 267

性的同意年齢　　60
性的発達　　21, 27, 28
性的本能　　25, 32
性同一性障害　　6, 32, 48
（小児）性犯罪　　27, 49, 132
性欲（リビドー）　　2, 12-14, 34, 35, 49, 52, 54, 55, 67, 69, 70, 117, 128, 133, 136, 137, 142, 143, 162, 170
生理　　→月経
世界没落体験　　262
赤面恐怖　　94, 95
摂食障害　　4, 6, 180, 181, 184, 186
選択性緘黙　　94, 95
躁うつ病（双極性気分障害）　　45-47
双極性気分障害　　→躁うつ病
側頭葉てんかん　　215, 222

た　行

体外離脱体験　　235-238
第二次性徴　　2, 33
多重人格　　5, 203-207, 238, 246
タロット　　16, 244, 246
注察妄想　　95
憑き物　　45
てんかん　　116, 160-168, 170-174, 176, 177, 222, 225, 227, 228, 235, 236-239, 256, 264-267
転換性障害（変換症）　　161
てんかん性精神病　　256, 258
てんかん発作　　160, 161, 163-168, 170-172, 174, 176, 177, 227, 228, 235-238, 256, 264-266
統合失調症　　39, 42, 95, 215, 221, 258, 262, 265
毒親　　105, 106, 108
『毒になる親』　　106

274

トラウマ　→心的外傷

な 行

ナルコレプシー　210, 213-215
ネット依存　135

は 行

パーソナリティ障害　108, 109
発達障害　5, 119, 265
パレイドリア　244, 245
(第二) 反抗期　100, 101, 103, 105
ヒステリー　4, 7, 160, 161, 162, 164-166,
　　　169, 176, 178
　——弓　168
　——球　171, 172
　——症状　162
　——性格　169, 170, 173
　——性拒食症　181
　——発作　4, 7, 160-163, 165-171, 173,
　　　174, 176-178, 227, 228, 266
人見知り　88-91
ヒポクラテス　164
不安障害　173, 265
不安性 (回避性) パーソナリティ障害
　　　173
フォワード, S.　106
二人組精神病 (共有精神病性障害)　232
不登校　104, 105, 122, 126, 130, 135, 137, 194
フロイト, S.　162

プロゲステロン　44, 48
変換症　→転換性障害
ホラ　149, 150, 152-155

ま 行

膜電位　165
マスターベーション (自慰)　49-58
南方熊楠　239
モートン, R.　181

や・ら・わ 行

陽性転移　225
離人症　237
リストカット　198
リビドー　→性欲
霊　239, 243, 244, 246, 247, 249, 252, 253
レム睡眠　210-214
恋愛感情　23, 25, 27, 65, 66, 68-70, 225
笑い発作　116

欧 文

BL　29-32
BPD　→境界性パーソナリティ障害
HPVワクチン　→子宮頸がんワクチン
LGBT　29, 32
PNES　→心因性非てんかん性発作
PTSD　→心的外傷後ストレス障害
SSRI　173

《著者紹介》

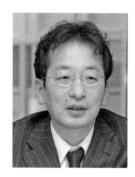

深尾憲二朗（ふかお けんじろう）

現職　帝塚山学院大学 人間科学部 心理学科 教授。
　　　医学博士、日本精神神経学会認定 精神科専門医。

1966年、大阪府生まれ。
1984年4月、灘高等学校卒業。
1991年4月、京都大学医学部卒業、同精神科入局。
1993年4月、国立療養所 静岡東病院（現・静岡てんかん・神経
　　　　　 医療センター）
2000年11月〜2001年12月、チューリッヒ大学附属病院 神経内科
　　　　　 脳波・てんかん学部門に留学。
2002年1月、京都大学医学部附属病院 精神科神経科 助手
2010年10月、京都大学大学院医学研究科 精神医学教室 講師
2012年4月、帝塚山学院大学 人間科学部 心理学科 教授

専門は、臨床精神医学、臨床てんかん学、精神病理学。

　子どもの頃は、ウルトラマン、仮面ライダー、キカイダーなどの特撮番組が大好きでした。小学校高学年の頃は、塾で勉強をして、学校では授業を聞かずにひたすら漫画を描いていました。当時尊敬していた漫画家は、手塚治虫、石ノ森章太郎、赤塚不二夫、永井豪。ところが、中学校入学後、漫画研究部に入ってから、突然好みが大きく変わり、水木しげるとつげ義春が大好きになりました。それと同時に、漫画での表現に限界を感じ、小説を書くようになりました。漫画よりも、絵画や前衛美術の方に興味が出てきました。また、中学2年生の時にYMO（イエロー・マジック・オーケストラ）の音楽に衝撃を受け、虜になって、自分でも電子楽器で作曲・録音をするようになりました。
　このように、高校時代までは創作表現に傾いていたのですが、それと同時に、雑誌『ムー』を購読し、強い影響を受けていたこともあって、超能力などのオカルト現象を研究したいという気持ちも強まって来ました。それで、大学入学後はオカルト現象の研究会で活動していましたが、研究するほど懐疑的になり、何が科学的真実かを問題にする科学哲学に興味が移りました。また、大学時代には「ニューアカデミズム」というフランス現代思想を中心とした教養ブームがあり、その洗礼も受けました。
　親が医師だったので医学部に入ったものの、医師になるということに魅力を感じられず、転学部しようかとも考えていました。しかし、当時の京大医学部精神科教授の木村敏先生が、他分野の研究者たちからも尊敬されているのを知り、この先生に師事したいと思い、医学部を卒業して精神科に入局しました。入局後は、木村教授から現象学的精神病理学を学ぶ一方で、高校時代から続いていた霊魂と意識の謎を解明したいという気持ちから、てんかんを専門に選びました。
　その後は、てんかんを専門とする精神病理学者としてやって来ましたが、40代に入ると精神医学そのものに限界を感じ始め、人間についてもっと多面的に研究したくなりました。それで現在の大学に移り、心理学科で精神医学を教えるとともに、養護教諭を育成しています。この本が、教え子の養護教諭たちの仕事に役立つことを願っています。

思春期のこころと身体Q&A ①
思春期
――少年・少女の不思議のこころ――

2018年8月30日 初版第1刷発行　　　　　　　〈検印省略〉

価格はカバーに
表示しています

著　者　　深　尾　憲二朗
発　行　者　　杉　田　啓　三
印　刷　者　　坂　本　喜　杏

発行所　株式会社　ミネルヴァ書房
607-8494　京都市山科区日ノ岡堤谷町1
電話代表　(075)581-5191
振替口座　01020-0-8076

©深尾憲二朗,2018　　冨山房インターナショナル・清水製本

ISBN 978-4-623-08253-7
Printed in Japan

子どもから大人へ、その成長を援ける
＜思春期のこころと身体Q&A＞
全5巻

① **思春期**
深尾憲二朗 著

② **いじめ**
村瀬 学 著

③ **摂食障害**
深井善光 著

④ **心身症**
高尾龍雄 編著

⑤ **発達障害**
十一元三 監修　崎濱盛三 著

ミネルヴァ書房
http://www.minervashobo.co.jp/